U0035773

思想觀念的帶動者

文化現象的觀察者

本土經驗的整理者

生命故事的關懷者

Psychotherapy

探訪幽微的心靈，如同潛越曲折逶迤的河流
面對無法預期的彎道或風景，時而煙波浩渺，時而萬壑爭流
留下無數廓清、洗滌或抉擇的痕跡
只為尋獲真實自我的洞天福地

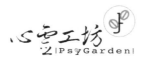

催眠治療實務手冊

Hypnotherapy: A Practical Manual

蔡東杰 —————— 著

前言

　　2001年冬天，參加由高雄張老師舉辦的催眠師訓練工作坊，展開了我學習催眠治療的旅途。該次工作坊是由夏琳・艾克曼（Charlene Ackerman）教導美國國家催眠師協會（National Guild of Hypnotists, NGH）催眠治療師認證課程。課程規劃包含75小時的課堂教學與練習，以及25小時的自我學習。課堂課程安排在三個週末，而自我學習的部分，則只需要繳交簡單的表格，說明這25個小時做了些什麼，可以是閱讀、催眠技巧練習，或同儕討論。課程結束就可以得到一張很精美的英文證書。

　　除了精美的證書，在工作坊中我學習了催眠的概念和催眠引導的方法。我驚訝地發現，催眠可以很有效率地改變被催眠者的經驗，這是談話性治療很難達到的。治療效果和我原本熟悉的心理劇非常類似，但不必像心理劇一般費時費力。同時，藉由課程中成為同學催眠的對象，我體會到前所未有的放鬆經驗，那是放鬆練習時做不到的。課程結束，我改掉了每天三杯咖啡的習慣；幾個月後，體重由73公斤減到65公斤。這些都是上課前不曾預期的。

　　這個課程教導的是傳統催眠，催眠引導、治療、深化和喚醒，都依照固定的腳本進行，學習上有固定的方法和步驟，很方便初學者入門。但是當病人的情況和腳本不同，或是催眠反應不理想的時候，就不曉得該如何繼續，造成學習的瓶頸。另一件很

有趣的事，是台灣的催眠師好像都只會做前世催眠，以至於催眠很難被精神醫學和心理治療的專業同仁所認同。這些是我學習催眠初期遇到的困難，也是我想要推廣催眠治療必須克服的障礙。

2002年9月我前往美國亞利桑那州鳳凰城，參加艾瑞克森基金會（The Milton H. Erickson Foundation）舉辦的催眠密集訓練（Intensive Training）。密集訓練包括初級、中級和進階三種課程，每個課程都為期一個星期。兩個星期的初級和中級課程，以科學的角度認識催眠，學習催眠引導技巧，以及催眠在心理治療的運用。在這裡，催眠是科學的，我有一種回家的踏實感。最重要的是，我認識了艾瑞克森醫師這位天才。對於有興趣研究催眠治療的同好，不論是初學者或是有經驗的人，密集訓練都是值得推薦的課程。

當時，在台灣關於艾瑞克森醫師的中文書籍只有《催眠之聲伴隨你》和《催眠天書》。然而我研讀這兩本書之後，發現除了讚嘆艾瑞克森醫師的天才，似乎很難將催眠和艾瑞克森醫師的治療模式結合在一起。

2004年艾瑞克森基金會的執行長傑弗瑞·薩德博士（Jeffrey K. Zeig, Ph.D.）來台舉辦工作坊，同時心靈工坊出版了他的《艾瑞克森：天生的催眠大師》與《跟大師學催眠：米爾頓·艾瑞克森治療實錄》兩本書，讓我有機會複習在鳳凰城學到的課程，也開始對艾瑞克森學派的催眠及治療有較深入的瞭解。我也藉此與薩德博士建立進一步的連結，並在他的鼓勵下，與周立修和區大正兩位醫師於2005年1月14日成立高雄艾瑞克森催眠暨心理治療研究發展中心（The Milton H. Erickson Institute of Kaohsiung），進而於2007年11月11日成立全國性的學術社團華人艾瑞克森催眠

治療學會（The Milton H. Erickson Society of Taiwan），而台北的夥伴們也在2014年初成立了台北艾瑞克森中心（The Milton H. Erickson Institute of Taipei），這些機構成立的目的是推廣艾瑞克森催眠及心理治療。

在推廣催眠治療的過程中，我們發現台灣民眾對於催眠有很大的需求，但也存在許多誤解。如前面提到的，誤以為催眠只有前世催眠，造成部分民眾對催眠有過度的期待，想以此來證明前世經驗的存在；同時也造成另外一部分民眾排斥催眠，認為這是怪力亂神。此外，還有電視上的催眠舞台秀，催眠師刻意強調催眠師有能力控制催眠對象，讓許多人擔心受到催眠的傷害。為了滿足民眾對催眠治療的需求，需要具備催眠治療能力的專業人員，所以我們舉辦專業同仁的催眠治療訓練課程，希望更多夥伴加入催眠治療的行列。

在催眠治療的教學活動中，我們教導學員催眠引導的原則、催眠在治療的運用，以及艾瑞克森醫師如何以催眠為基礎發展出他獨特的治療模式。參加的學員常會詢問與課程相關的書籍，於是促成了這本書的出版。

本書是一本實用手冊，期望讀者研讀後，能夠具備基本的催眠治療能力。為了達到此一目標，編排上並不著重於理論的描述，而以最精簡的方式介紹催眠與治療的概念。第一章「傳統催眠引導與艾瑞克森引導原則」介紹傳統催眠引導，讓初學者瞭解催眠引導的架構，以作為進一步學習艾瑞克森學派催眠的基礎。第二章「催眠現象與治療之運用」介紹催眠現象，瞭解催眠現象才能在催眠過程中清楚進行的方向。而以催眠現象的視野瞭解疾病的現象，可以作為往後擬定治療方向的參考。文中使用「現象

學」一詞，僅就整體催眠現象的瞭解，並不涉及學術的探討。第三章「催眠狀態的觀察與感覺敏銳度」，讓讀者透過練習提升感覺敏銳度，以期掌握病人被催眠的狀態，即時提供最適合病人的介入方式。第四章「ARE模式」介紹密集訓練發展出來的三階段催眠引導步驟。第五章「催眠語言」介紹各種催眠語言模式；熟練催眠語言模式，催眠師可以為病患量身定製催眠腳本。第六章「催眠引導過程」和第七章「小兔子呼呼治療」是兩次催眠治療實例的逐字稿和評論，讀者可以瞭解催眠如何在心理治療中實現。

催眠是經驗性的。催眠師進入催眠的經驗，能夠幫助催眠師瞭解催眠病人時，病人可能的經驗。因此，建議研讀本書時，以兩人以上的研究小組進行。除了知識概念的研讀外，各種練習也是學習的重點。練習可以雙向性體會「做催眠」和「被催眠」的經驗，做催眠的時候努力讓夥伴出現預期的催眠現象，被催眠的時候努力讓自己體會更多的催眠經驗，讓催眠的學習不只是「知道（know）」，而是進一步的「領悟（realize）」。

期盼這本書為您展開學習催眠治療的旅途。

蔡東杰

【推薦序一】 踏上催眠的冒險旅程

提到「催眠」這兩個字，眼睛立刻為之一亮。這麼多的迷信、這麼多的迷思、這麼多的謬誤加諸在催眠這個概念上。然而，催眠究竟是什麼呢？

催眠是一種知覺聚焦的狀態，催眠中的人能夠接觸到以往所未發現的心理和生理潛能。這不是麻醉，被催眠的人不會失去意識；催眠也無法迫使人們做出不道德的行為。而且，催眠的臨床應用已經有很長的歷史。

早在十八世紀已有人學習催眠，當時這個技術被稱為「梅斯默術」（Mesmerism）。19世紀有許多專家研究催眠的使用，特別是在法國和英國。佛洛伊德到法國學習催眠，因為當時催眠是治療精神障礙的唯一方法。歷史上，催眠被廣泛運用在醫學、牙醫以及心理治療的領域。

在二十世紀，艾瑞克森醫師是催眠理論與應用最傑出的貢獻者。然而，他只在治療中百分之十五的時間應用正式的催眠。但是，他百分之百的時間都在利用從催眠延伸的技巧，將之應用於他稱之為「催眠狀態的自然使用」（naturalistic use of trance）的治療方法。

催眠可以作為治療溝通的基礎。所有健康醫療專業人員都應該學習催眠，因為催眠的原則可以最有效率地協助病人克服困難。

健康醫療從業人員常遇到這樣的問題，他們發現傳遞出去的訊息並不必然被病人所接受與遵行。病人的順從可能不符合治療

者的期待；例如，開了藥給高血壓的病人，但他或許不會好好地服藥。

人們所知道的，和人們所領悟的，可能不盡相同。人們知道要健康飲食、知道在人際關係中要和善、知道他們能夠改變情緒。醫療人員面臨的困境是，如何協助人們從知道的境界轉移到領悟的境界。催眠可以是一座橋樑，串連起這段旅程。

對催眠有興趣的臨床治療師將會從這本書獲益良多，你將學習到傳統以及艾瑞克森學派的引導方式，並學習催眠現象的應用，了解如何運用這些現象來對治療產生作用。你也可以研究如何在治療中使用催眠。

這次冒險旅程的導遊是蔡東杰醫師。這本《催眠治療實務手冊》，在台灣必然成為經典，這是最早以中文書寫關於催眠的書籍之一。蔡醫師是一位知名的精神科專科醫師，在台灣也是催眠實務的領導人物。蔡醫師也是台灣艾瑞克森學派治療和艾瑞克森取向催眠最重要的訓練師。他是養全診所院長，也是高雄艾瑞克森催眠暨心理治療研究發展中心以及華人艾瑞克森催眠治療學會的共同創始人。

蔡醫師是我多年的好友。他極力將進階的治療方法介紹給台灣的專業夥伴，我很榮幸能夠支持他。

傑弗瑞・薩德博士（Jeffrey K. Zeig, Ph.D.）
米爾頓・艾瑞克森基金會執行長
The Milton Erickson Foundation
2632 E. Thomas Road, #200
Phoenix, Arizona 85016-8220
USA
www.erickson-foundation.org

【推薦序二】 以實證精神寫成的一本書

　　三十五年前，在加拿大接受兒童和家庭精神醫學住院醫師訓練時，心理治療的督導老師是出版整合式心理治療（integrated psychotherapy）的Knobloch教授，他將精神分析、動力心理治療、行為治療、完形治療等整合在日常的行為治療中。有一次在團體督導，他示範如何突破病人阻抗作用的技巧時，使用了催眠技術，這是我第一次看到催眠心理治療的應用。受到這個影響，我報名參加了一位資深催眠治療師主持的催眠治療工作坊，可惜的是那一天我未能進入催眠狀態，加上兒童心理治療的老師認為兒童不適合催眠治療，因此我就放棄了催眠治療，而以動力心理治療、行為治療、認知治療作為我服務兒童、少年及其家庭的基本模式。

　　十五年前，我到高雄市立凱旋醫院服務時認識了蔡東杰醫師，他當時是總住院醫師，他話不多，總是默默地安排和執行住院醫師訓練課程、安排全院的醫療、訓練和研究活動。蔡醫師做事情井然有序，對病人關心照顧，對同仁協調溝通，總能順利達成他的任務。蔡醫師取得專科醫師、升任主治醫師後，持續展現他對心理治療的興趣和對病人的關心，因此，他積極接受更多的訓練，包括出國訓練，引進催眠治療，並有系統推廣。他先在高雄成立艾瑞克森中心，然後逐步推展到符合艾瑞克森基金會的要求，最後成立華人艾瑞克森催眠治療學會，擔任理事長。在這個

發展途徑，他不斷精進自己的知能之外，也積極辦理工作坊訓練有興趣的催眠治療者，現在，更將催眠的理論概念和催眠治療的實務編寫成《催眠治療實務手冊》一書，相信對催眠有興趣者，是很有用的一本手冊。

《催眠治療實務手冊》有二個最大的特色。第一個是內容符合實證的描述。一般人對催眠有很多迷思，本書除了對部分迷思提出正確的說明之外，我認為最重要的是：以實證的方法證明，引發意識狀態改變，達到不同深度的催眠是可能的。這在第一章首先說明，接著蔡醫師在第二章對催眠現象，及以催眠現象說服被催眠者接受已被催眠，有詳細的說明，而這一章也讓外行人對催眠現象有所瞭解。第三章是對所有人都非常實用的一章，它說明感覺敏銳度是催眠師十分重要的基本能力，而且提出訓練的方法。在現代社會裡，溝通是不可缺的能力，譬如親子溝通、家人溝通是良好家人關係和子女健康成長的基本，工作同仁溝通、帶領者和被帶領者的溝通，是完成工作任務所不可少，甚至在醫院，反覆正確的溝通，是確保病人安全的核心目標。因此，第三章對每一個有意促進溝通技巧的人都十分有用。第四章之後，則是催眠治療執行時的許多實用技能。最後，在第六和第七章，呈現大師催眠引導過程和催眠治療的過程，讓讀者對催眠治療有通盤的瞭解。本書的第二個特色是提供許多練習的題材。除了上述感覺敏感度之外，第五章催眠語言，也有許多練習的材料，供學習催眠者反覆練習。在催眠治療的過程中，語言和非語言都扮演十分重要的角色，掌握催眠語言是必備的技能，因此勤加練習，必有助於催眠治療技能的精進。

綜合而言，蔡東杰醫師集十多年的功力，寫了這本《催眠治

療實務手冊》，將催眠的過程和其應用於心理治療，逐步呈現出來，不只是認識和學習催眠治療的實用手冊，對一般人，經由練習，也能增益觀察的敏感度，而促進有效的溝通。特此推薦。

宋維村

天主教若瑟醫療財團法人若瑟醫院首席顧問

台灣心理治療學會第二任理事長

【推薦序三】催眠：在連結中發現「愛」的治療學派

　　東杰邀請我為他的大作《催眠治療實務手冊》寫一篇簡短的推薦文，我有些遲疑，因為我對催眠治療不太了解，推薦文應該是由內行的人來寫較妥當。況且，坦白說，我對催眠治療有成見，我認為它有點「操縱人」的味道。對我來說，操縱案主，有將人「物化」的嫌疑，我不能接受人與人不對等的治療法。在我的印象中，催眠治療師好像自視高人一等，治療的過程好比舞台秀，催眠治療師不是我想成為的那種治療師。

　　東杰過去十年參加我的教學訓練工作坊不下十次，我曾經問他：「我的教學訓練和催眠治療之間的關聯是甚麼？請你說給我了解好嗎？」他沉思了半晌，好像一言難盡；有時候，長話是無法短說的。

　　我接著說：「你在我的工作坊中，有時候經驗到有共鳴處，你自然流下淚來，我當場也受到你的引發，有時也會自然溼了眼眶。」我清楚地了解，東杰和我掛的牌，雖各屬不同的治療學派，但是我們兩個「人」都很珍視人間最有意義的活動——就是「人」與「人」的連結；發現「愛」的感覺流動在人與萬物之間時，會有「美」的感受和感動。因為這個共同點，我決定接下這個邀請。

　　閱讀書稿的過程中，我漸漸放下自己的無知和成見，對於助人工作的想法，又有了相當的啟發和了解。

尤其是本書的第二、六、七這三章，對我而言特別有意思。

第二章「催眠現象與治療之運用」，闡述催眠現象的發生是催眠治療的基礎，而這些現象是人們日常生活中常見的。病人在治療師的引導下進入專注的狀態，進而引發催眠現象，知覺的聚焦就是催眠的特徵，這種特徵出現的面貌（現象）會因人而異，治療師會依照個別病人經驗催眠現象能力的不同，擬定治療策略，運用啟發性、經驗性、戲劇性和彈性的過程，引發現象的改變。「催眠」並不存在，它只是方便用來描述一個次現象的概念罷了。

第六章「催眠引導過程」呈現艾瑞克森醫師1964年在美國醫師年會中的示範催眠治療過程。閱讀本章時，我腦海中不禁浮現薩提爾（Virginia Satir）工作中的影像。我非常訝異於他們兩人怎麼這麼相像！？都是六〇至七〇年代跨越國際的助人工作者及當代人爭相追隨景仰的大師，兩人都展現引導戲劇性、啟發性、隱喻的目標導向及系統性的治療過程。閱讀艾瑞克森的治療過程紀錄後，我再度認為「催眠」和「治療師」並不存在，只是方便用來描述一個次現象的概念。

第七章「小兔子呼呼治療」是傑弗瑞・薩德在1995年的示範教學。正如他本人所說，這次治療可見其心靈教父的影響——艾瑞克森、弗利茲・坡茲（Fritz Pearls）、巴布・葛丁（Bob Goulding）、瑪麗・葛丁（Mary Goulding）、卡爾・羅傑斯（Carl Rogers）、史蒂夫・笛薛茲（Steve De Shazer）；不過，這幾位大師的影響力遠不及薩德博士自己天生的性格特色，在多方薰陶之下，他展現了一場極不同面貌的催眠治療，整個過程的起承轉合，可見個別社會文化的特色。可惜礙於專業不同，有些轉

折對我而言不易理解。

　　有關催眠治療的技術面、步驟面、治療結構及養成訓練等，這本手冊中都有簡單扼要的說明，敘述的文字也力求清晰，想要了解艾瑞克森催眠治療法的讀者，我極力推薦參考這本手冊。

吳就君

美國南加州大學社會工作博士

華人伴侶與家族治療協會創會理事長

目次

【第一章】 傳統催眠引導與艾瑞克森引導原則

催眠引導（Hypnotic Induction）

催眠是一個改變狀態的過程，由一般的意識狀態進入催眠的狀態。這個過程並非無端突然地發生，而是透過催眠引導而達成。特別是在催眠治療的情境，催眠師藉由催眠引導與病人建立連結，參與病人的催眠經驗，催眠引導可以說是催眠師「做催眠」的方法和過程。開始進行催眠引導，有點像培養感情。想要引發（elicit）出一種情緒狀態，例如愛情，我們不能只說「進入深深的戀愛中」；相同的，我們不會只是命令一個被動的病人「進入深深的催眠中」，而引發催眠。

請注意前面句子中的一個關鍵詞：「引發」。催眠是引發出來，而不是引導出來的，雖然本段的標題和一般的說法是「引導（induction）」。俄尼斯特・羅西（Ernest Rossi）在他和米爾頓・艾瑞克森（Milton Erickson）共同著作，包括《催眠現實》（*Hypnotic realities*）在內的許多書中，中肯地說明了引發模式。「引導」一詞讓人在腦海中出現對被動的病人植入暗示的畫面。引發則說出催眠的精髓——催眠治療師建立了讓病人可以將過去蟄伏的恍惚（trance）要素萌芽的條件。

傳統催眠（Traditional Hypnosis）

艾瑞克森醫師許多治療案例流傳至今，令人津津樂道，展現了他的天才和個人風格。然而，艾瑞克森醫師馬賽克式（mosaic）的治療風格，對初學者而言卻是學習上的障礙，往往在研讀完他的治療案例之後，只能讚嘆他驚人的治療功力，卻無法理解療效發生的機轉。艾瑞克森醫師的治療源於催眠，所以學習傳統催眠的原則和技巧是學習艾瑞克森學派心理治療的基礎。

描述艾瑞克森學派治療模式的優點之前，我們先探討催眠的傳統模式。傳統模式由五個階段呈直線排列而完成：前引導期（pre-induction），引導期（induction），深化期（deepening），治療期（therapy），和結束期（termination）。直接暗示是傳統催眠常用的技巧。傳統催眠是線性的模式，初學者藉由學習傳統催眠，可以瞭解催眠治療的基本架構。以下是傳統模式的簡單描述：

一、前引導期

（一）建立關係：

治療師和病人建立治療關係，這和一般的醫學、牙科和心理治療的情境是相同的。例如：「我們在這裡談論這個重要的議題，你和我可以一起工作，我會努力提供你需要的協助，幫你解決這個困難的情境。」

（二）對問題作診斷：

傳統治療師對問題的診斷，通常是研究問題的歷史和細節，以了解問題的成因以及對病人造成的影響。

（三）辨明並消除病人對催眠的迷思：

了解病人的問題之後，就會開始討論催眠的議題。病人對於催眠最常見的是關於控制力的迷思，認為催眠會讓人失去控制，迷迷糊糊不知道催眠過程發生的事，並且會聽催眠師的指令說出心中的祕密，或是做出違背自己心意的事，例如說出提款卡的密碼，或做出平時不會做的違法行為。另一個常見的迷思也是關於控制力，病人會認為催眠後，可以對催眠暗示更開放，或是對自己的意志力有超乎平常的掌控；例如，以為能記起多年前看過的車牌號碼，即使當時並沒有真正看清楚。這些都是對催眠不切實際的期待。

了解並排除病人對於催眠的迷思，是催眠治療能夠成功的重要基礎。在正式催眠之前，詢問病人對於催眠的了解和期待，並且和病人詳細討論及溝通，是必要的。催眠師也可以向病人描述什麼是催眠，例如告訴病人催眠是一種注意力專注（focused attention）的狀態，病人會將注意力專注在當下關注的事物上，在這種狀態下，病人可以接觸或了解平時未能覺察生理或心理潛能。催眠師通常會開放地問病人「你認為催眠的時候會發生什麼事？」「你希望催眠如何幫你解決問題？」等等，藉此了解病人對催眠的認知和期待。有機會在催眠之前和病人清楚溝通，可以避免不必要的誤會，也可以讓催眠和治療得到最好的效果。

（四）受暗示性（suggestibility test）測試：

催眠師會使用傳統的受暗示性測試來確定病人被催眠的能力。例如，常用的受暗示性測試「電話簿氣球測試」，要求病人將雙手平舉到水平位置，讓左手掌心向上，想像上面放了一本很厚很重的電話簿，感受電話簿的重量把左手往下壓；同時，讓右手拇指向上，想像右手拇指綁了一條繩子，繩子上綁了一顆大氣球，感受氣球把右手向上拉。催眠師可以請病人閉上眼睛，感受雙手重量的差別，依據雙手高度的差異來判斷病人的受暗示性。受暗示性測試基本上是沒有正式催眠引導的催眠過程，病人得到的訊息是：如果他對引導過程有反應，就可以被催眠；相反的，如果他沒有反應，即隱含著他不容易被催眠，如此就可能排除了病人從催眠治療得到幫助的可能性。

（五）詢問過去催眠的經驗：

例如，催眠師會問病人「你以前是否曾經被催眠過？」「誰幫你催眠？」「你認為是否被催眠了？」「為什麼你認為你（或沒有）被催眠了？」等等問題，這些都可以作為催眠進行前的重要參考。依循短期治療的原則：「有效的繼續做，無效的就換個方法」，這些詢問可以省去許多探索的時間，更快速地達成目標。

二、引導期

催眠師通常會使用個人喜歡的催眠腳本，大多是漸進式肌肉放鬆（progressive muscle relaxation）的暗示。

以下是一段常用的漸進式肌肉放鬆腳本：

　　你即將體驗到一種互動式的經驗，我要你以一種非常積極的方式，運用你生動活潑的想像力來幫助你自己達到你渴望擁有的結果。

　　現在閉上你的眼睛，然後放鬆。想像一下你身體的肌肉都放鬆了，深深地吸一口氣，很好，現在呼氣，再一次深呼吸。

　　從現在起，每次你吸氣的時候，想像新鮮的空氣進入你的胸腔，呼氣的時候，你的氣從胸腔流出，同時你的身體充滿了放鬆的感覺。在我對你說話的同時，你仍然可以感受那種放鬆。

　　放鬆你的頭皮，前額、眉毛、你的眼皮、你的雙頰、你的鼻子和嘴巴。尤其是嘴巴和嘴唇四周的肌肉，放鬆下來。

　　確定你的牙齒不是緊緊地咬在一起，只是放鬆。放鬆你的下巴、還有下顎，讓你臉部的肌肉通通都放鬆，現在也讓你的脖子放鬆，讓脖子的前半部放鬆，也讓脖子的後半部放鬆。一直放鬆到你的肩膀，感覺你的肩膀是全然地放鬆，除去肩膀上任何的緊張和壓力，這樣做的感覺很好。

　　現在，你的手臂也跟著放鬆，你的上臂、手肘，和前臂。放鬆你的手腕、你的手掌。你的手指頭都放鬆下來了。想像你的手臂、雙手變得很沉重、鬆軟、無力。沉重、鬆軟、無力，就像一團溼的、剛洗過的衣服。

　　讓你自己很自在地呼吸，注意你的呼吸比剛剛我們開始時，變得還要深沉、還要規律。感受一下你的呼吸，感受你呼吸的韻律。注意你的橫膈膜，還有胸腔的收縮與擴張。你胸部的肌肉通通都放鬆了，一直放鬆到你的腹部，感受一

下你腹部肌肉放鬆了，去除一些在腹部可能會有的緊張。

讓你的背部的肌肉也放鬆下來，那些背部的肌肉，一直到脊椎、一直到腰部，放鬆。完全地放鬆。也讓你背部一些細微的肌肉放鬆下來。你的臀部也跟著放鬆下來，接著放鬆你的雙腿、你的大腿、膝蓋、你的小腿、你的腳踝、你的腳掌，還有你的腳趾頭。就讓這些肌肉通通都放鬆，你進入更深、更放鬆的狀態。讓自己放鬆，讓你的身體和心理合而為一，感覺很好、現在你感覺非常好。

許多人會經驗到一些身體的感覺，有些人會覺得手腳麻麻的，有些人覺得手或手臂會有刺痛感，而有些人則會一下子覺得麻麻的、一下子覺得刺痛。

有些人會感覺身體變得很輕，有些人則會覺得身體變得很沉重，如果你經驗到的是身體變輕，那麼，那個感覺像是你飄浮在椅子上方；如果你經驗到的是身體變重，那麼，你會覺得自己快沉到椅子裡面了，肩膀也垮了下來。

有些人放鬆之後，會覺得口水分泌增加而想吞口水，這是可以的。有些人完全放鬆時，則會感覺眼球也在眼窩內放鬆了，這時眼皮可能會輕輕地顫動或跳動，這也是放下、放鬆的好現象。

有些人會經驗到感官的扭曲或是肢體的分離，像是手好像跑到腳的位置，或是腳跑到手的位置，同樣的，這也是一個好的現象，表示你正在放下、放鬆。

這些身體的徵兆，有很重要的意義：如果你經驗到這些徵兆，就表示：「你願意並且也已經準備好，要讓自己進入催眠了！」進入催眠的過程是漸進的。當我從1數到

20，你可以依照自己的速度，在我數的過程，容許自己進
入催眠之中。

在我數之前，想像有一片雲，像一張椅子包圍著你的
身體，想像這是一張有扶手的椅子。這是一片非常溫暖、
舒服的雲，屬於你自己的雲。注意它是怎樣包圍著你的身
體。現在，這一片雲要帶你去一個很美、很美的地方，一
個生命中特別的地方，一個非常舒服的地方，一個讓你感
到快樂的地方，一個讓你看起來很美好的地方。所以，請
你讓這一片雲包圍著你的身體，帶你到一個特別的地方，
在那裡你會覺得快樂，覺得放鬆，覺得平靜。現在，容許
自己在那裡一會兒。當我開始數的時候，你會進入越來越
深、越來越深的催眠之中。

1、現在覺得越來越深，2、深至最底層，3、4、你覺
得舒服、想睡，5、6、放下吧！7、8、越來越深，9、10、
很舒服、放下吧！11、12、深至最底層，13、14、越來越
深，15、16、現在讓自己放下，17、18、越來越深，19、
最後，20、進入最深最深的催眠中。

你的心現在放鬆了，並且能夠開放地接受我給你的，
對你有益的暗示，你可以接受適合你的暗示。

【練習】

依照上面的腳本，錄下你自己的催眠引導錄音，播放這段錄音做為
自我催眠的練習。體會催眠的經驗，留意自己的錄音中哪些部分效

果良好，哪些部分可以再加強。修正後，再次錄音播放，練習自我催眠。反覆上述的過程，直到滿意為止。你也可以找家人或朋友幫忙，依照上面的腳本為家人、朋友做催眠，請他們回饋。

三、深化期

催眠師會使用一些技巧加強催眠的經驗，以加深催眠的深度。

（一）直接暗示：

催眠師直接告訴病人：「進入更深、更深的催眠狀態」，如果催眠師擁有深沉渾厚的聲音，較容易以直接暗示的方式達到催眠深化的效果。

（二）數數字：

催眠師告訴病人：「當我從1數到10，你將會隨著我數的每一個數字進入更深的催眠狀態。1、你覺得越來越放鬆，2、進入更深沉的催眠，3、完全地放鬆下來，4、很舒服很放鬆，5、進入更深的催眠狀態，6、越來越深，7、最深沉的催眠，8、越來越深，9、就快到了，10、進入最深沉的催眠。」

（三）使用量尺（scale）：

催眠師讓病人想像一把測量催眠深度的量尺，1代表最淺的催眠狀態，20代表最深的催眠狀態，請他閉上眼睛說出他覺得自己的催眠狀態的深度落在量尺的哪個數字上。如果病人說10，催

眠師會告訴他「10是很好的」，再請他做幾個深呼吸讓數字變成15；如果達成了就點個頭，表示他已經進入更深的催眠狀態。

（四）想像：

例如「海灘的景色」──請病人想像自己躺在沙灘上看著海浪，隨著海浪一次一次拍打上岸，讓自己逐漸進入更深沉的催眠狀態；或是「走樓梯的方法」──請病人想像眼前有個十階的樓梯，每往下走一階，就讓自己進入更深的催眠狀態。

（五）分段法（Fractionation）：

經過一段催眠引導，讓病人進入催眠之後，將病人部分或完全地喚醒，再引導病人進入另一個更深的催眠，再將病人喚醒。在一連串的引導進入加上喚醒，可以讓初次接受催眠的病人更容易體驗催眠的過程。

（六）催眠現象的挑戰暗示（a challenge suggestion for any hypnotic phenomenon）：

例如，催眠師說：「你閉上的眼睛被黏住了，試著睜開你的眼睛，而你將會發現你辦不到。」當病人嘗試睜開眼睛卻辦不到時，催眠師可以這樣鼓勵病人：「很好，你已經讓自己進入一個美好的催眠狀態。」催眠現象的出現，是說服病人已經進入催眠的證據。

至此，經過了催眠引導和深化期，病人進入了一個被動的狀態，控制力已經交給了催眠師或病人的潛意識。這樣的隱喻是指，當病人交出了控制力之後，就比較容易接受暗示，而催眠師

此時可以開始進入治療期，為病人進行治療。

四、治療期

病人進入催眠狀態後，催眠師以直接暗示的方式提供治療，治療的暗示可以是正向或是負向的。例如，如果病人的問題是畏懼症，催眠師可以提供正向的暗示，告訴病人：「你在飛機上將會覺得放鬆，覺得舒服。」如果病人想要戒菸，催眠師可以提供負向的暗示，告訴病人：「香菸的味道將會變得很難聞，你會討厭香菸的味道，不再想要抽菸。」

五、結束期

催眠師將控制力交還給病人，讓病人重新獲得定向感，同時提供自我價值的暗示。例如：「現在我要把你從催眠中叫醒，我會從1數到5，每數一個數字你就會越來越清醒，1、你慢慢地清醒過來，2、力量回到你的身上，3、慢慢地睜開眼睛，4、你從這次深沉的催眠清醒過來，頭腦變得清晰，思緒變得敏銳，5、睜開眼睛讓自己完全地清醒過來。你是一個很棒的人，有能力自己完成許多事情。」

在引導期、深化期，以及治療期，治療關係的建立是在潛意識的層次。在結束期，催眠師重新建立意識層面的治療關係，協助病人恢復完全清醒的意識狀態。最後則是要確認催眠的發生，讓病人瞭解他已經驗到一些改變。例如，催眠結束後可以詢問病人催眠的過程歷時多久，病人可能回答十分鐘，而實際的過程經歷了二十分鐘；病人發現到不一樣的經驗時，會突然體會到自己被催眠了。

　　傳統的催眠引導模式是直線排列的，至今在治療中仍然被廣泛使用，成功率通常可以達到百分之二十至三十。傳統催眠的教科書會提供許多的指導，包括前引導期如何和病人討論什麼是催眠治療、受暗示性測試的方法和技巧、催眠引導的腳本、深化的技巧、各種不同問題的催眠治療腳本，以及在結束期和病人討論的要點等等。

　　學習傳統催眠，要熟練各個階段所需的不同技巧；催眠引導、深化和治療都可能有數個不同的腳本，催眠師在治療之前盡可能要先熟記不同的腳本。治療時，催眠師依照不同階段選擇適當的腳本，依序進行催眠步驟。

　　如此的治療過程，對同樣問題的病人使用同一個催眠腳本，如對每一位憂鬱症患者使用一樣的「憂鬱症腳本」，可能會忽略每個病人的獨特性，而無法得到最好的治療效果。傳統催眠的另外一個問題是，不同階段的腳本之間可能會出現不連貫的情形，例如催眠引導期使用漸進式肌肉放鬆，深化期卻使用想像走階梯的方式，病人可能會無法適應不同場景的變化。當然，這樣的情形可以藉由反覆練習、事前安排，以及經驗的累積而加以改善。

艾瑞克森學派催眠引導原則
（The Principles of Ericksonian Hypnosis Induction）

　　艾瑞克森學派模式和傳統催眠使用了部分類似的成分，但比起傳統催眠更為進階。相較於傳統催眠的固定治療腳本，艾瑞克森學派以病人為基礎，而且很有彈性。艾瑞克森醫師催眠引導的過程並不是單純地讓病人放鬆，而是使用了一系列的原則，讓病

人進入一種對他的暗示有反應的特殊狀態。艾瑞克森醫師不會直線式地使用這些原則，而會依據每個當下的需要機動運用，所以艾瑞克森學派模式是複合式且多層次的。

艾瑞克森醫師使用的催眠引導原則如下：

（一）引導注意力（Guide attention）：

引導病人注意力的方式有很多種，最主要的方法有兩種。其一、將病人的注意力引導到內在的（internal）經驗，例如在做催眠引導時要病人看著牆壁上的一個點，經過一連串的引導過程，讓病人閉上眼睛進入內心世界。其二、讓病人的注意力聚焦（focused），專注在當下發生的經驗。當然，催眠時可以依照治療的需要，將病人的注意力引導向內或向外；但通常病人在治療初期思緒較為雜亂，將注意力引導向當下內心的經驗，會有安定的效果。在催眠引導的階段，通常需要達成引導注意力的工作。

（二）建立反應（Build responsiveness）：

催眠師希望病人對溝通能夠盡可能完全地反應。這裡指的不是對於催眠語言直接暗示的反應，如要求病人抬起手時會照著做，這只是表面上的反應，並不是催眠。要建立的，是對間接暗示或是微小信號（minimal cues）的反應，例如當催眠師談到小學生上課說話前要舉手、路上遇到朋友揮手打招呼，或者提到揮手叫計程車時，病人會自動將手抬起來。催眠師也可能運用說話聲音的方向、肢體的動作，而讓病人抬起手，這是催眠的多層次反應。

（三）引導聯結（Guide association）：

艾瑞克森醫師會引導病人的思考過程，通常會觸及過去的記憶。當病人被過去的記憶所吸引，艾瑞克森醫師會提醒病人，催眠的改變已經發生了。

（四）善用困惑以瓦解意識經驗（Utilize confusion to disrupt conscious set）：

傑·哈利（Jay Haley）指出：「不論催眠師是否瞭解，每一個催眠引導都包含困惑的成分。」催眠師引發催眠時，遵循以下三個步驟：同步（pacing）當下的經驗，接著使用困惑以瓦解（disrupt）意識經驗，然後重新型塑（pattern）新的潛意識經驗。這三個步驟是催眠的精髓，如果仔細分析催眠的過程，都可以發現這三個小步驟。

（五）促進解離（Promote dissociation）：

某些催眠專家認為催眠就是解離，病人可以同時執行許多認知活動。以抬手催眠引導為例，病人經驗到手臂抬起來和平時抬手的動作不同，感覺是手臂自己抬了起來。這是一種自動化（automatic）的動作，病人知道手臂是自己的，但感覺上，手臂有自己的意識完成抬手的動作。

（六）型塑知覺改變（Pattern perceptual change）：

在催眠的過程中，病人會經驗到感覺的改變，不同於平常的感覺。可能是視覺、聽覺，或身體感覺的改變。

（七）建立退化（Establish regression）：

催眠的退化並不是單指精神分析的年齡退化，還包括了治療關係中角色的退化。催眠的關係通常是催眠師處於強勢（one up）的一方，「催眠」病人。

（八）促發動機（Assess motivation）：

治療改變的動機並不是治療師給病人的直接暗示，告訴病人該做些什麼。而是促發病人內在自我改變的動機，由病人自己發動，使用內在的力量作為改變的動力。

（九）確認反應為催眠（Ratify responses as hypnotic）：

確認催眠的反應不一定在催眠結束之後，也不一定明確地說出來。確認可以調整病人的態度。催眠進行一段時間後，催眠師突然提醒病人經驗到的改變，注意到直覺的改變，讓病人發現自己處在和平常不一樣的狀態，被催眠了。

（十）定義情境為催眠（Define the situation as hypnosis）：

治療師與病人工作得到病人「是的」的反應，那是不同於一般情境的治療關係。治療師不一定要明確指出催眠反應的發生，可以使用隱喻的方式確認催眠的治療情境。在非正式催眠引導過程，催眠師以隱喻的方式標定病人的反應為「催眠」。

初學者想要快速掌握以上原則並靈活運用，不是容易的事。但藉由實際經驗的累積，將會逐漸掌握當中的精髓。

【第二章】催眠現象與治療之運用

古典催眠現象（Classic Hypnotic Phenomena）

催眠和一般意識狀態最主要的差別，是催眠現象的出現。在深化期催眠師通常會引發一些催眠現象，以說服病人已經被催眠了。催眠是由許多催眠現象所組成的，但是每一次催眠可能出現的催眠現象都不盡相同，所以想要簡單地用某一個或數個催眠現象來定義催眠是不可能的。逐一認識每一種催眠現象是學習催眠的重要基礎。常見的古典催眠現象如下：

（一）幻覺（hallucinations）：包括正性（positive）和負性（negative）的幻覺。

幻覺可以出現在視覺、聽覺、嗅覺、味覺或是身體感覺等任何感官系統。正性幻覺指的是暗示病人感受到非實際存在的事物；例如，暗示有一朵玫瑰花從地上長出來，如果病人真的看到了，就是正性的視幻覺（positive visual hallucination）。負性幻覺則是暗示病人無法感受實際存在的事物；例如，暗示病人看不到前面的椅子，如果病人真的沒看到，那就是負性的視幻覺（negative visual hallucination）。正性和負性幻覺，都可以深化病人的催眠經驗。

（二）麻醉（anesthesia）與止痛（analgesia）：

麻醉指的是感覺阻斷或是暫時消失，止痛則是減輕或緩解疼痛的感覺。在麻醉藥物尚未發明的年代，很多外科手術和牙科治療都使用了催眠的方式進行麻醉。某些催眠師在被催眠的案主進入催眠狀態下，會用指甲捏案主的皮膚，在皮膚上造成明顯的捏痕，而案主並不覺得痛。

（三）解離（dissociation）：身體或心理上的解離。

艾瑞克森醫師發明的手臂漂浮（arm levitation）是典型的解離現象，病人的手臂以不受意識控制的方式移動；病人知道那是自己的手臂，但感覺好像手臂有自己的意識。催眠過程中，病人常會「突然想起過去的一件事」或「突然覺得自己到了某個地方」。

（四）意動行為（ideomotor behavior）與意感行為（ideosensory behavior）：

意動行為是想法引發一個實際的動作，例如心裡想著「是的」，而不經意地點頭。意感行為則是想法引發一個感覺，例如想著太陽照射在身上，而感覺到溫暖。催眠的時候，催眠師可以建立意動行為作為和病人溝通的方式。催眠師暗示病人回答問題時，用動食指、中指和拇指的方式來表示「是的」、「不是」和「不確定」的答案。

（五）自動化行為（automatic behavior）：包括自動化書寫（automatic writing）和自動化繪圖（automatic drawing）。

自動化行為中，拿筆的手以解離的方式自己作出寫字和畫圖

的動作。催眠師要求病人在催眠狀態下，藉由自動化的行為表達潛意識中遺忘的記憶或想法。

（六）催眠後暗示（posthypnotic suggestion）：

催眠師暗示病人在催眠結束之後，會對催眠師的特定訊號作出特定反應。在催眠狀態下，催眠師暗示當催眠師拍了病人的肩膀時，病人會再次進入催眠狀態；或是聽到催眠師拍手的聲音，病人會開始跳舞。

（七）僵直（catalepsy）：

這個催眠現象指的是自主動作受到抑制，病人無法控制身體肌肉的動作。隨著催眠的深度加深，無法控制的肌肉範圍跟著變大，例如，從眼皮的肌肉、手臂的肌肉、大腿的肌肉，最後再到全身的肌肉。催眠師在病人進入輕度的催眠狀態時，給予無法睜開眼睛的催眠暗示，然後請病人試圖睜開眼睛。如果病人真的無法睜開眼睛，可以深化病人的催眠經驗。接著請病人將手臂伸直，想像手臂變得非常地僵硬，好像被一塊木板綁住無法彎曲，然後請病人嘗試將手臂彎曲。如果病人無法將手臂彎曲，就可以進一步深化催眠經驗。接著暗示病人放鬆下來，讓全身的肌肉都放鬆下來，放鬆到無法站起來。如果病人站不起來，又將催眠的經驗更加深化了。

有些催眠師會進一步讓病人躺在地上，暗示病人全身的肌肉都變得僵硬，整個人好像一塊石頭。當病人全身變得緊繃，就請別人把病人抬起來，將頭和腳分別放在兩張椅子上，身體懸空，再請人坐或站在病人身上，稱為「鐵板橋」。病人本身和旁觀者

經驗到這個過程，當然就會更相信病人已經被催眠了。但是「鐵板橋」的過程是有風險的，如果病人在中途突然離開催眠狀態，就很容易受傷，所以不要輕易嘗試。

（八）時間扭曲（time distortion）：

時間可以延長或縮短。催眠師可以暗示病人，整個催眠過程只經歷了10分鐘，但實際則超過了半個小時。

（九）失憶（amnesia）與記憶強化（hypermnesia）：

催眠師可以暗示病人忘記整個催眠過程，或是其中一小段所發生的事，而引發失憶的催眠現象。病人也可能鮮明地回憶起他已經遺忘的記憶。

（十）年齡回溯或退化（age regression）與年齡進展（age progression）：

年齡回溯時，病人全神貫注在過去的回憶中，以致好像重新經歷該次回憶。年齡前進則是病人完全融入未來的經驗，好像事情正在發生一樣。

傳統催眠中，催眠現象的測試和出現被用來確認和深化催眠；對於催眠現象的判斷大多會採取全或無的方式，如果出現幻覺就是有，沒有出現就是沒有。每一個人會經驗到的催眠現象並不一致，有些人可以經驗好幾個催眠現象，有些人則只能經驗一種。催眠師透過催眠過程，瞭解了病人最有能力經驗到的催眠現象，便可以將之作為治療策略，依照病人經驗催眠現象的能力來

幫助病人。一位有疼痛問題的病人，如果容易經驗到幻覺，催眠師可以暗示病人出現疼痛消失的幻覺；如果容易經驗到失憶，則催眠師可以暗示病人忘記疼痛。所以，病人經驗催眠的能力，可以被用來當作治療時的資源。

日常生活中常見的催眠現象

當我們到電影院看電影時，被精彩的劇情吸引，會跟著角色經歷片中的情節，好像我們也是其中的一分子。而電影結束燈光一亮，一下子無法回到現實，甚至會有不知身在何處的感覺。等到回過神來，才開始注意到生理的需求，走到洗手間發現大排長龍，每一秒的等待感覺都是如此漫長。這整個過程包含了許多催眠現象，解離、正性與負性幻覺、麻醉、時間縮短和延長。當人處在一個專注的狀態，就會進入催眠，所以日常生活中常會自然地發生催眠現象。

（一）幻覺：
抬頭看著藍天白雲，隨著雲朵的變換，幻想著不同的動物在天上奔跑。「一朝被蛇咬十年怕井繩」和「杯弓蛇影」都是正性幻覺的例子。專心在電動玩具的孩子，聽不到媽媽叫他吃飯，也感覺不到肚子餓，等到遊戲結束，反而會抱怨媽媽沒有叫他吃飯。

（二）麻醉或止痛：
三國時代，關公手臂受傷化膿，華佗為他清創。關公一邊讀

《春秋》，一邊接受清創手術。這是運用催眠麻醉完成手術最有名的歷史記載。在一些宗教活動中，參與活動的人往往會展現出對於疼痛驚人的耐受力。乩童起乩的時候可以將很長的針插入身體，或用利器砍在身上鮮血直流，而不感覺疼痛。過火的儀式，人們可以赤腳走過燒紅的炭火。戰士在戰場上作戰、運動員在運動場上比賽，往往在戰鬥、比賽結束之後才會發現身體受傷或疼痛的部位。

（三）解離：

從小當我們在教室裡，聽著無聊的課程時，不是昏睡過去，就是開始做白日夢，神遊到自己喜歡的地方。這樣的能力在我們長大後仍然存在，無聊的會議中在心裡可以規劃週末的旅行。長途開車的時候，可以一邊聽著音樂一邊和人聊天，同時能夠適時地剎車減速轉彎，不自覺自動駕駛一段路程，才發現已經經過了好幾個交流道。在美國的公路上，卡車駕駛常會進入公路催眠（highway hypnosis）的狀態，獨自一個人長途開車好幾天。

（四）意動和意感行為：

當大人餵小寶寶吃東西的時候，心裡想著小寶寶張開嘴巴，自己會不自覺地張開嘴巴。坐在駕駛座旁邊，遇到緊急狀況，會伸出腳想要踩剎車。「望梅止渴」，想著梅子，引發唾液腺的分泌，是意動行為；如果想著梅子，口渴的感覺消失，則是意感行為。電影《佐賀的超級阿嬤》中，晚上昭廣肚子餓睡不著，阿嬤教他「想像肚子不會餓，就不會餓了，趕快睡覺吧！」就是意感行為。

（五）自動化書寫或繪圖：

從事需要紀錄日期的工作人員，例如醫護人員，常常會在新的年度寫錯日期。開會或上課感到無聊的時候，會在紙上塗鴉。

（六）催眠後暗示：

在台灣，當我們看到一個有弧度的M字，最多人想到的是那家全球連鎖的速食店，而不是不粘手的巧克力。有不少想減重的病人，在學習如何放慢咀嚼食物速度之後，發現自己吃不完一個便當，想要把剩下的食物丟掉時，腦海會出現媽媽的聲音：「不可以浪費食物。」只好又把剩下的食物吃完。廣告和父母的叮嚀都是常見並且強有力的催眠後暗示。

（七）僵直：

上課時舉手得不到老師的回應，過了一段時間舉起的手就呈現僵直狀態。在雞尾酒會手上拿著酒杯，四處和朋友聊天，拿酒杯的手就會僵直。手拿麥克風上課的老師，整個上課的過程，都需要將拿麥克風的手放在僵直的狀態。

（八）年齡退化：

和小孩子在一起的時候，或是和父母在一起，都覺得變年輕了。當我們瀏覽過去的相簿，很自然地會回想起往事，而經歷的方式可能是各種不同的感官經驗，看到、聽到，或是身體感覺到，彷彿又回到過去的時光。

（九）年齡進展：

安排好一個期待已久的假期，還未到來之前總會在心中想像假期會發生的美好情境。其他即將發生的重要事件，同樣也會引起聯想，甚至會有身歷其境的感受。例如：重大考試之前會緊張地睡不著覺。

（十）失憶：

失憶可能是最常發生的催眠現象。我們每一天總會遺忘一些事情，例如找不到鑰匙，或走進房間卻忘記要做什麼。打電話找朋友，對方說正好也有事找我們，當對方先講完他的事，反問我們找他有什麼事情時，往往會想不起來。

（十一）記憶強化：

有些記憶會很容易回到我們的腦海中。鮮明地記得戀愛的情境，令人有美好的感受。相對的，也可能一再地記起創傷性的事件，令人重新經歷負面感受。

（十二）時間扭曲：

就如前面提到的，當我們從事有趣的活動，時間會過得很快。相對的，當我們被迫從事無趣的事情，時間變得非常緩慢。老師在課堂上問了一個很哲學的問題：「當你的生命剩下最後一天，你打算做什麼？」一位同學回答：「我會來上您的課。」老師很開心地問他：「為什麼？」同學回答：「上您的課，真是讓我『度日如年』。」這是標準的時間延長的催眠現象。

催眠風格（Hypnotic Style）或感覺可塑性（Plasticity of Perception）

艾瑞克森學派催眠對於催眠現象的判斷，並不採取全或無的方式，而著眼在病人經驗催眠時的風格，也可以稱為病人的感覺可塑性，那是病人改變感覺的能力。我們可以將催眠現象區分為四大類：一、感覺（Sensory），包括幻覺、麻醉、止痛和僵直；二、自動化行為（Automatic behavior），包括意動行為、意感行為、自動化書寫、自動化繪圖、催眠後暗示和解離；三、時間感覺（Time perception），包括時間扭曲的時間延長和縮短；四、記憶功能（Memory function），包括失憶、記憶強化、年齡回溯和年齡進展。

催眠師在病人進入催眠狀態之後，可以測試病人在不同區塊感覺改變的能力，例如可以經驗到什麼程度的視幻覺、聽幻覺或是身體幻覺，或能夠經驗到多少解離現象或自動化行為。每個人會有自己比較容易經驗到的催眠現象，那是一種能力，且會有程度上的差異，而非全或無的區分。催眠師藉此瞭解病人不同區塊感覺改變的能力，進而依照能力的不同擬定每個病人獨特的治療策略。

以催眠現象的視野評估精神疾病與問題

許多臨床治療師都注意到，催眠狀態與心理和人際問題過程之間的相似性。特別是，知覺聚焦的狀態（state of focused awareness）不僅是催眠的特徵，同時也是疾病的主要特徵。這樣的例證是很豐富的：憂鬱症中憂悶沉思和反芻、焦慮症中對恐懼的固著與逃避，以及人際關係中反覆重演的爭執。因此，治療性催眠狀態中的行為和感覺，是我們需要去思考和理解的。治療成功時會呈現怎樣的催眠現象？就好像情緒和人際關係障礙也會呈現出特殊的催眠現象。

布蘭特・吉瑞博士（Brent B. Geary）提出一個系統，在這個系統中，與維持現存問題相關的催眠現象，是可以被評估同時加以善用的。從這個觀點來看，催眠現象被視為存在於連續性的經驗。（表一）

不同的催眠現象代表著這些連續性最極端的一邊。然而，並不是所有的催眠現象都有另一端相對應的催眠現象。在這些情形下，該催眠現象的另一邊會適當加入相對應的現象（例如：過度敏感、彈性／動作、結合）。這個系統會象徵性地使用相對於個別催眠現象的行為和感覺；舉例而言，正性幻覺是創造出不存在的感覺經驗，嫉妒妄想中的幻想可以隱喻性地被認為是正性幻覺。顯然，這裡說的正性幻覺並不符合嚴格的精神醫學定義。因此，催眠現象的定義在此需要加以「鬆綁」，如此這些分類才能具有臨床的效用。以象徵性的眼光檢視催眠現象，為思考問題帶來新的啟發。病人往往呈現在「綑住（stuck）」狀態、憤怒（過度敏感）、憂慮（年齡進展），以及無法接近可以幫助他們達成人生目標的資源（與資源解離）。

這個系統的優點是，問題的元素可以立刻被翻譯成催眠現象。任何問題都涉及多種催眠現象，在臨床運用上，治療師介入

表一：催眠現象的連續性

催眠現象的連續性		
年齡回溯 Age Regression		年齡進展 Age Progression
失憶 Amnesai		記憶強化 Hypermnesia
麻醉 Anesthesia	止痛 Analgesia	過度敏感 Hypersensitivity
僵直 Catalepsy		彈性／動作 Flexibility / Movement
解離 Dissociation		結合 Association
正性幻覺 Positive Hallucination		負性幻覺 Negative Hallucination
時間延長 Time Prolongation		時間縮短 Time Condensation
催眠後暗示 Post-hypnotic Suggestion		催眠前暗示 Pre-hypnotic Suggestion

目標時，會選擇那些具改變潛能的現象。有時候，問題的特定現象會以相同的形式加以善用；例如，嫉妒妄想的案主可能被鼓勵繼續產生正性幻覺，但是在較為良性的情境下加以調整。在其他的情況，問題現象的互補現象更可以用來改變症狀；例如，治療退縮、沒有生氣的憂鬱症患者，可能考慮使用行動導向的隱喻來鼓勵患者動起來。這樣的處理方式，在治療一開始時就將催眠現象的評估和善用結合在一起。

狀態模型（States Model）

　　薩德博士以催眠的眼光發展出狀態模型，將催眠、問題、解決、治療和治療師加以解構再重構。

　　現代治療的假說是，案主來到治療室，開場的主題是他們想要改變自己的狀態，或是想要別人改變狀態。想像「狀態」是一部車子，兩個前輪是「行為」和「思想」，兩個後輪是「情緒」和「感覺」，兩個前輪就像是意識的運作，而兩個後輪就像潛意識的運作。認知和行為治療是在意識的層面做治療，改變前輪的方向就可以改變整部車的方向。

　　催眠則是改變「狀態」的方法，催眠治療可以改變四個輪子中任何一個的方向，而改變整部車的方向。改變狀態的催眠原則，可以在不使用正式引導下促進改變。為了使用啟發調整狀態，我們必需先對問題和解決的現象學構圖。此外，如果治療師可以有彈性地呈現不同的「狀態」，會是最好的。

　　演繹（Algorithms）可以用在固定步驟，推演出特定的解答。數學是由一系列的演繹學來的，教導數學的老師要做的是提供資訊和忠告。但是當步驟和解答模稜兩可時，就必需使用啟發（Heuristics）的方式尋求解答。學習愛或是快樂是一個啟發性的過程。治療是關於改變問題和解答結構中的現象學，想成為最好的治療師需要改變現象學。當治療師則要像個詩人，使用非線性的溝通來影響情緒與觀點。所以，「催眠」並不存在，它是方便用來描述一個次現象學的概念；它是藉由使用啟發性過程所引發出來的。為了引發現象學的改變，必需使用啟發性的原則，這些

啟發性的原則從催眠而來，可以引發當代治療新的思考。

催眠對於現象的改變包括以下四個方面：

（一）引導注意力（Guide Attention）：

注意力通常在兩個方面有改變——被引導到內心深處（internal），且變得聚焦（focused）。有一些臨床狀況，將注意力擴散和向外，催眠會得到最好的效果，但他們並不在本章的討論範圍。雖然改變注意力的講法是比較準確的，因此注意力擴散和向外是可能的，然而大多數病人被要求描述他們在催眠時的注意力過程時，會特別提到注意力向內的情形，而且注意力是集中而不是渙散的。

（二）改變強度（Alter Intensity）：

強度的調整可以有兩個方向——增加的（increased）或是減少的（decreased）。被催眠的病人通常都會報告生動鮮明的感覺增加，例如鮮明的放鬆了。他們也可能報告其他生動鮮明的感覺經驗，包括觸覺、視覺、聽覺、本體感覺，以及化學感覺（味覺和嗅覺）的改變。身體感覺可能變得更鮮明，聲音可能變得更鮮明，時間流逝的經驗可能變得更鮮明，等等。被催眠的病人也可能報告任何一種感覺確實消失了。病人可能描述自己無法知覺到畫面、聲音、氣味、味道、觸摸或是四肢的位置。此外，也可能會出現感覺扭曲；四肢可能感覺變大或變小，聲音也可能變近或變遠。

（三）創造解離（Create Dissociation）：

解離有兩種狀況，對一個經驗感覺到「變成一部分並且分離了（a part and apart）」，還有感覺到自動現象，因此經驗到「就這樣發生了（just happen）」。被催眠的病人常常報告「我在治療室這裡，但是我卻被我的幻想吸引到那裡」。被催眠的病人也可能經驗到精神上或身體上的自動現象，例如影像和記憶可能「就這樣發生了」，也可能是身體的移動，如手臂會抬起來。

（四）調整反應（Modify Responsiveness）：

對一些比較細微的暗示（minimal cues）有反應，也就是說，他們對諷刺和弦外之音有反應。這一類的行為被描述為對微小提示的反應。例如，如果催眠治療師說：「你可以進一步地進入恍惚狀態。」被催眠的人可能會將他們的腳向前移動，來對這個暗示做反應。同時，被催眠的病人通常會投入對意義的仔細搜尋，對催眠師所說的話發動一種內在搜尋，以尋找個人和經驗上的意義（search for personal meaning）。例如，催眠師說了一個含混的故事，被催眠的病人相較於清醒的狀態，傾向於將這個故事作個人化的解釋。

對任何一個特別的病人，我們很難去瞭解哪一個特別的現象會讓他報告說：「我被催眠了。」我們通常會假設，在一個催眠的狀態中，如果病人報告了所有四種主要催眠現象，那麼，通常病人會同意自己被催眠了。然而，有一些病人可能只達成催眠現象中的一種，就報告他已經被催眠了。他們可能僅僅將注意力聚焦在內心，然後說他們進入一種催眠的恍惚狀態。催眠師的藝術之一，是決定哪一個催眠現象，就足以顯示某個特別的病人進入

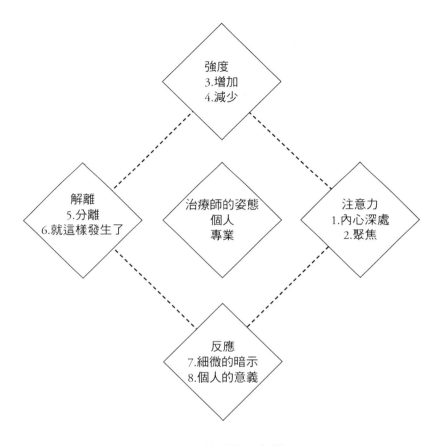

圖一：催眠的現象學

了恍惚狀態。

　　如前文所述，催眠治療師的工作，是在病人的心理社會舞台上擺放道具，如此病人可以藉由「表演」那些「道具」，而能引發他獨特的催眠現象。引導一個新的病人進入催眠狀態，治療師

可以藉由涵蓋四種領域的暗示,將四種催眠道具都擺放在病人的舞台上,同時觀察病人對哪一個玩具特別有反應。間接的方法可以用來提供催眠現象,因為這些方法對於觸發某些現象的經驗是最好用的。

引發這四類催眠現象的間接催眠語言模式,將在第五章詳細介紹。

治療師在催眠或治療時,可以想像棒球場上的四個壘包,而治療師就好像是站在投手丘上的投手。治療師會因個人和專業的背景,而呈現出獨特的姿態和風格。專業背景會影響治療師的視野(lens)、動作(muscles)、胸懷(heart),以及角色(hat)。

如果以「狀態」模式來解構憂鬱症,憂鬱的現象學是:內在的、活在過去、不活躍的、負面的、無望的、沒有目標的、自責的、社交退縮、觸覺的、視野受限、批判的、否認成就、吸收社交能量、使用「但願……」詞彙、身體虛弱,以及「我不好」、「我是受害者」等等。而這些現象的組合可以被視為一個負向的催眠狀態。憂鬱症的解答則是快樂,而快樂的現象學是:外在的、活在當下的、活躍的、正向的、有希望的、平衡的、投入的、視覺的、有眼界和深度、開放的、承認成就、散發社交能量、使用「是的,並且……」詞彙、覺醒,以及「我們都很好」、「我是勝利者」等等。這些現象的組合可以被視為一個正向的催眠狀態。以此觀點,「憂鬱」和「快樂」並不存在,它們是用來方便描述一個次現象學的概念,藉由啟發性過程而維持。

表二：憂鬱與快樂的現象學

憂鬱	快樂
內在的	外在的
活在過去	活在當下的
不活躍的	活躍的
負面的	正向的
無望的、沒有目標的	有希望的、導向性的
自責的	平衡的
社交退縮	投入的
觸覺的	視覺的
視野受限	有眼界和深度
批判的	開放的
否認成就	承認成就
吸收社交能量	散發社交能量
使用「但願⋯」詞彙	使用「是的，並且⋯」詞彙
身體虛弱	覺醒
「我不好」	「我們都很好」
受害者	勝利者

　　治療或催眠是協助患者從憂鬱症的負向催眠狀態，轉變為快樂的正向催眠狀態的過程，治療師或催眠師則是這個過程的媒介。同樣的，如果以「狀態」模式來解構治療師，傳統治療師的現象學是：同理的、傾聽的、接受的、安靜的、教育性的、好問

的、平和的、溫暖的、當下的，而且也是「乏味的」；而傳統催眠師的現象學是：指導性的、命令的、有力的、活躍的、暗示性的、動態的、有計劃的、未來的，並且「多彩多姿的」。

艾瑞克森學派治療師的現象學是：經驗性的、戲劇性的、活躍的、像導遊一般的、負責的、有彈性的、使用隱喻目標導向的、善用的、期待的、系統性的，並且懂得「包裝禮物」。以此觀點，「催眠」和「治療師」並不存在，只是方便用來描述一個次現象學的概念；藉由對個別病患彈性地使用啟發性過程，可以刺激出生生不息的改變。

當治療師將「狀態」模式運用在治療憂鬱症時，先要瞭解病人憂鬱時呈現出的現象學為何，亦即病人如何「做」憂鬱，接著想像病人不再憂鬱時，快樂的現象學又為何，病人如何「做」快樂，最後思考如何協助病人將憂鬱的現象學改變為快樂的現象學。如果做催眠治療，如何藉由引導注意力、改變強度、創造解離與調整反應等催眠現象，以達成改變的目標。如果更廣泛地思考治療，如何在與病人接觸中，藉由經驗性的、戲劇性的、有彈性的過程，達成改變的目標。治療師很自然地「看到治療的地圖」，知道目前的位置、前進的方向和目的地，可以擬定治療策略，評估治療策略的成效，並加以調整。

有三種現象牽涉在催眠治療中：問題現象、催眠的現象和解決的現象。在治療的評估階段，治療師確定病人特殊的症狀現象成分。評估一個憂鬱的病人時，憂鬱的現象經驗可以有以下的組成：注意力的內在聚焦、消極、趨向過去、缺乏生氣、絕望，以及缺乏目標。

表三：現象學的觀點

現象學的觀點	
憂鬱 　內在的 　活在過去 　不活躍的 　等等	**快樂** 　外在的 　活在當下的 　活躍的 　等等
催眠 　注意力 　強度 　解離 　反應	**治療師** 　經驗性的 　戲劇性的 　有彈性的 　等等

　　治療師建立一個新的現象，即催眠的現象，包括了前面提到的主要和次要的特質。我們可以了解的是，如果病人可以改變現象一次，他就可以朝著更積極正面的方向再改變一次。

　　在催眠的治療（引發資源）階段，治療師努力幫助病人建立解決的現象。例如，快樂的現象或和「憂鬱」相反的現象，包含了較為外在聚焦、積極正面、有活力、有希望、有建設性，以及未來導向的目標。

　　依據這樣的概念，催眠引導是問題和解決之間的橋樑。病人在治療剛開始的時候處於「倒檔」的狀態，經驗到問題的現象。接著，催眠治療師在病人的舞台上擺設道具，讓病人經驗性的移動到「空檔」的狀態，即催眠的狀態。最後治療師幫助病人經驗性地引發「一檔」，也就是改變或正確應對的現象。而剩下的那

些「檔」則加速病人對生活的滿意度，同時加強他們運用過去隱藏的資源來過生活的能力。

　　密爾瓦基紫羅蘭皇后（Milwaukee Violet Queen）的故事，可以作為「狀態」模型治療的範例。艾瑞克森醫師的學生請他去見一個獨居的長輩。她是一個寡婦，非常憂鬱，沒有什麼社交活動，動作緩慢，只能很簡單地用「是」、「不是」來回答艾瑞克森醫師的問題。艾瑞克森醫師受邀參觀她的家，包括她的花園，發現她種了很多漂亮的非洲紫羅蘭，而且每星期固定到教堂。艾瑞克森醫師表達對她照顧紫羅蘭的欣賞，因為他自己也會做一些園藝工作，所以知道在寒冷的密爾瓦基種紫羅蘭是很不容易的事。醫師離開前向她道謝，並提到或許她可以買一些花盆和泥土，種植更多的紫羅蘭，每星期上教堂時可以帶著紫羅蘭，如果遇到任何婚喪喜慶就把紫羅蘭送出去。她聽進去了，真的開始這麼做。於是，教會的朋友開始主動和她說話，社交互動增加，她的心情也開朗起來。她在過世之前一直這麼做，後來有數千人參加了密爾瓦基紫羅蘭皇后的葬禮。

　　艾瑞克森醫師和她相處的過程，瞭解她生活作息的模式，並且發現她的優勢。他提供的建議，善用了她種紫羅蘭的能力，與固定到教堂的習慣連結，創造出新的經驗，增加了社交互動，進而全面將她從憂鬱的狀態翻轉為開朗的狀態。艾瑞克森醫師只改變了一個現象，以送紫羅蘭的方式幫她從社交退縮變成社交投入，接下來就好像滾雪球一般，改變了整個狀態。依據問題和解決的催眠現象，擬定治療策略時，想要將每一個次現象都翻轉過來並不是容易的事，通常只需要先選擇病人可以做到的一兩個次

現象，接下來就能夠引發全面的改變。

　　治療師使用的治療地圖（Map）會決定解決策略（Strategy）。以現象學作為治療地圖，解決的策略是**翻轉問題的現象**。以生理或是身體作為治療地圖，解決的策略是身體工作（somatic work）。以過程的模式作為治療地圖，解決的策略是瓦解模式（pattern disruption）。以互動模式作為治療地圖，解決的策略是互動解決（interactional solution）。認知治療學派以不理性認知作為治療地圖，解決的策略是提供理性認知的教導。生物精神醫學則以腦部化學物質作為治療地圖，所以解決的策略是藥物。

　　治療地圖影響了治療師的姿態，包括治療師的視野、動作、胸懷，以及角色的扮演。治療的現象學是：不要被情境嚇壞了，你有資源改變你的偏見並且適當地應對。你可以用獨特的方式溝通，你也可以在自己和別人身上找到幽默感。你有些記憶會活過來，是你可以善用的。治療師找尋合適的治療地圖，並且訓練自己進入最佳的治療師狀態，是治療師養成過程中很重要的課題。

【第三章】 催眠狀態的觀察與感覺敏銳度（Sensory Acuity）

由於艾瑞克森相當重視治療工作中的觀察，他部分的訓練取向是指導我去提高個人的覺察力，他用過許多方法，包括述說關於觀察有趣的故事，並激發我實際身體力行。例如，他要我去觀察遊樂場的一群孩子，預測他們會和誰一起玩、下一步會做什麼等等。而且，他要我去觀察一群人的互動，判斷誰將會先離開、誰會是下一個說話的人……

《艾瑞克森：天生的催眠大師》

催眠治療師是一部回饋機器（feedback machine）。催眠是很親密的人際互動過程，催眠師提供病人適時的暗示，才能得到理想的催眠效果。密切注意病人即時的狀態和需求，是催眠成功的重要因素。催眠治療的關鍵，在於精準地提供病人所需要的暗示。而每一個人都是獨特的，相同的介入模式會引發不同的反應；具備敏銳觀察力的治療師，才能夠精準地掌握病人當下的反應，並且根據得到的回饋，進一步提供接下來的治療暗示。感覺敏銳度可說是短期治療成功的關鍵。

催眠和心理治療都涉及治療師和病人之間的溝通。當我們研究如何得到良好的溝通時，通常會將重點放在溝通的字句內容，而這麼做，往往無法得到我們預期的結果，因為我們忽略了更重

要的溝通過程。想要瞭解並進一步獲得理想的溝通結果，我們需要對完整的溝通成分有所瞭解。

完整的溝通成分包括：7%字句（ｗｏｒｄｓ）、38%語調（ｔｏｎａｌｉｔｙ），和55%生理（ｐｈｙｓｉｏｌｏｇｙ）。字句包含述詞（ｐｒｅｄｉｃａｔｅｓ）、關鍵字（ｋｅｙ ｗｏｒｄｓ）、共同的經驗和關連（ｃｏｍｍｏｎ ｅｘｐｅｒｉｅｎｃｅｓ ａｎｄ ａｓｓｏｃｉａｔｉｏｎｓ），以及內容（ｃｏｎｔｅｎｔｓ）。語調包含音調高低（ｔｏｎｅ, ｐｉｔｃｈ）、速度（ｔｅｍｐｏ, ｓｐｅｅｄ）、音質（ｔｉｍｂｒｅ, ｑｕａｌｉｔｙ），及音量大小（ｖｏｌｕｍｅ, ｌｏｕｄｎｅｓｓ）。生理包含姿態（ｐｏｓｔｕｒｅ）、動作姿勢（ｇｅｓｔｕｒｅ）、臉部表情與眨眼（ｆａｃｉａｌ ｅｘｐｒｅｓｓｉｏｎ ａｎｄ ｂｌｉｎｋｉｎｇ），以及呼吸（ｂｒｅａｔｈｉｎｇ）。我們在瞭解溝通對象時，常只注意到對方說話的內容，忽略了其他重要的部分。而語調和生理常會不自覺地反應了情緒，如果我們投入更多精神去注意語調和生理的變化，可以對病人有更深刻的瞭解。

培養感覺敏銳度的目的是：看得更清楚、聽得更瞭解、感覺更有信心。本章提供經驗性的活動，藉由深入、個人的體驗，完全投入每一個活動的經驗，來磨鍊觀察技巧，加強影響結果的能力，由技巧的層面提升到藝術的層面。這是艾瑞克森醫師送給我們的禮物──經驗增強我們的能力。治療師藉由病人反應的差別，可以看到語言的效果。你接下來要說的話，取決於你剛說的話引發的反應（Ｗｈａｔ ｙｏｕ ｓａｙ ｎｅｘｔ ｄｅｐｅｎｄｓ ｏｎ ｔｈｅ ｒｅｓｐｏｎｓｅ ｙｏｕ ｇｅｔ ｆｒｏｍ ｗｈａｔ ｙｏｕ ｊｕｓｔ ｓａｉｄ）。

艾瑞克森醫師送我們的另一個禮物是：注意病人如何告訴你他們要說的話。非語言的訊息通常比語言來得重要，當然也更有用。人們隨時會有細微的改變，如果我們有足夠的感覺敏銳度，

這些細微的改變是有意義的。因此，真正精緻的溝通專家或治療師，最重要的法則是：觀察、觀察，再觀察。

本章提供的練習，有助於增進感覺敏銳度。至於要觀察什麼呢？以下是一些觀察的參考部位：

（一）膚色：皮膚的顏色會隨著肌肉張力而改變，觀察時可以注意皮膚是發亮或暗淡，左右是否對稱，如果更仔細觀察，皮膚會呈現很快速甚至一閃而逝的顏色變化。

（二）呼吸：身體會隨著呼吸而自然起伏，觀察的重點包括呼吸速度的快慢、呼吸的頻率是否規律、呼吸部位的高低，是胸式呼吸或腹式呼吸。

（三）眼睛：視覺的焦點是聚焦或散焦，瞳孔放大或縮小（因東方人的虹膜顏色較深，較不容易觀察）。

以上僅供參考，練習時切忌過於拘泥以致限制觀察力的提升，所以建議練習時保持輕鬆的態度，體會會更多。

特別要注意的是，這些生理現象可能隨時都會有變化，觀察時需要保持動態性的覺察，注意整個過程的流動性，而非固著在一個時間點的現象。例如，在觀察時間之內，嘗試去注意呼吸速度頻率的改變。

另外，我們只是觀察到生理現象的變化，不宜將自己主觀的想法或感覺投射在觀察對象，而應該開放、客觀地確認其主觀的感受。例如，觀察到呼吸頻率加快時，那就只是呼吸頻率加快，

觀察對象是否主觀感到緊張，必須由他來清楚表達才算數，否則容易誤判而難以與觀察對象建立良好的關係。

【練習一：敏銳的觀察力】

四至五人一組。一個人為被觀察對象，其他成員當觀察員。

1. 觀察練習：

觀察員的任務：指定一人計時3分鐘，觀察員於期間觀察被觀察對象。
被觀察對象的任務：被觀察期間不必特別做什麼，只是擔任被觀察的對象。

2. 回饋：

觀察員的回饋主題：成員輪流報告其觀察心得，述説被觀察者於觀察期間各種生理現象的變化。報告時只描述客觀觀察到的現象，例如：「我觀察到，被觀察者的呼吸原本比較急促而淺，後來變得比較緩慢而深；眼皮有一段時間出現眨動。」原則上並不需要描述被觀察者的內在感受或想法，如果想要進一步做這個練習，可以個人推論的方式陳述：「當被觀察者的呼吸由急促而淺變為緩慢而深，我的猜測是，他變得比較平靜放鬆。」成員之間的不同觀察報告，可以提供彼此觀察時未注意到的參考，成為提升觀察力的動力，而非比較彼此觀察能力的高下。

被觀察者的回饋主題：被觀察期間個人的經驗、心情、想法，以及身體的感覺，還有過程中的變化。可以的話，回饋成員觀察報告中

對自己內在感受的推論，是否符合自己實際的經驗。

時間足夠時，每一位成員輪流擔任被觀察對象。

【練習二：雙重描述的隱喻】

兩人一組。練習過程保持頭部完全靜止不動。

1. A遮住右眼，告訴B你看到什麼。B寫下A看到的。
2. A遮住左眼，告訴B你看到什麼。B寫下A看到的。
3. 一次遮住一隻眼睛，描述右眼經驗和左眼經驗的差異。整個活動
　 過程保持頭部靜止不動。
4. A睜開雙眼，注意前後的差異。
5. A看B為你寫下的清單，注意睜開雙眼時你可以多看到多少。
6. 兩人交換位置，角色互換。

【練習三：追蹤差異，視覺敏銳度】

三人一組：A、B、C。A擔任觀察員，B擔任被觀察對象，C擔任A的
助手和B的指導員。

1. B安靜且生動地想像三種不同的經驗。
　 i. 第一種經驗：想像「狂喜、快樂、愉悅」的狀態，完全投入想

像3D身歷其境的經驗。完成後，甩甩手、動動身體，跳開第一個狀態。

　　ii. 第二種經驗：想像「憤怒」的狀態，完全投入想像3D身歷其境的經驗。完成後，甩甩手、動動身體，跳開第二個狀態。

　　iii.第三種經驗：想像「中性，沒有情緒」的狀態，完全投入想像3D身歷其境的經驗。完成後，甩甩手、動動身體，跳開第三個狀態。

2. A觀察並追蹤三種狀態的差異，直到能夠清楚分辨三種狀態的差異。

3. 接著，C在A後面，指示B重新進入三種狀態，A分辨B進入的是第一、第二或第三種狀態。

4. C隨機指示B進入三種不同狀態，直到A能夠正確地辨認四次。

5. 順時針方向交換位置，扮演該位置的角色。這個練習中，確實交換位置是很重要的。

重要提醒：這是學習的經驗，不是競爭！

【練習四：聽覺敏銳度】

- -

四至五人一組。每次一個人擔任觀察者，其他成員當被觀察者。

1. 觀察者全程閉上眼睛。

2. 被觀察者輪流在觀察者面前彈手指並說出自己的名字，每次彈手指的位置都要固定，最好在觀察者前方正中央，直到觀察者能夠

辨認每一位被觀察者。接著測試，被觀察者隨機輪流彈手指，確
認觀察者能夠正確地辨認被觀察者。

3. 改變聽覺測試項目，例如：拍手、搓手、清喉嚨，或咳嗽等等。

4. 成員輪流擔任觀察者。

【練習五：是非題】

三人一組，A、B、C。A擔任觀察員，B擔任被觀察對象，C擔任觀
察員和A的助手。

1. A詢問B至少五個答案確定是「是的」的問題。例如：我們正在
　做觀察力練習？你現在坐著？教宗是天主教徒？達賴喇嘛是佛教
　徒？今天是星期六？我們現在所在的城市是高雄？你今天穿白色
　的衣服？

2. B安靜地在心裡回答「是的」，而A觀察B回答「是的」時的非語
　言行為表現。

3. A詢問B至少五個答案確定是「不是的」的問題。例如：我們現在
　在睡覺？我們現在在戶外？你現在站著？華盛頓是台灣人？佛陀
　是基督教徒？日本在南半球？我們現在所在的城市是巴黎？你戴
　著帽子？

4. B安靜地在心裡回答「不是的」，而A觀察B回答「不是的」時的
　非語言行為表現。

5. C在過程中觀察並協助A。

6. A詢問B自己不確定答案的問題，A依據B的非語言行為表現，判斷

B的答案是「是的」還是「不是的」。例如：你的生日在六月？你在台南出生？你開車過來這裡？你今天早上吃麵包？

7. 答對三個問題後，交換位置角色輪流練習。

注意：如果一直無法答對，請回到第一個步驟練習，詢問五個「是的」問題，再詢問五個「不是的」問題，重新「校正」觀察，直到有把握分辨兩種不同反應的非語言行為表現，再進行觀察力的測驗。

　　再次重要的提醒：這是學習的經驗，不是競爭！而這個學習過程是無止境的，不論治療師多麼資深，都還有可以進步的空間。

　　具備敏銳的觀察能力，是進行催眠的重要基礎。艾瑞克森醫師總是鼓勵他的學生先做催眠（do hypnosis first），再依據做催眠之後病人的反應調整治療的策略。敏銳的觀察能力讓我們能夠隨時掌握病人的狀態，並且進一步適切地調整動作。重要的並不是治療師有先見之明，做出聰明的動作，而是治療師的動作引發了病人怎麼樣的反應，同時治療師跟上了病人的反應，並且予以回應。因此，進入第五章催眠語言的學習，練習的過程同樣是訓練敏銳觀察力的理想時機。

【第四章】 ARE模式（The ARE Model）

　　催眠是一個有方向、目標的過程。藉由催眠引導，催眠師引發病人各種不同的催眠現象。然而，並不是每一次的催眠都會出現所有的催眠現象。催眠師需要根據當次催眠實際狀況引發某些特定的催眠現象，而不是隨機地讓催眠現象出現，如此才能讓催眠發揮最大的效果。例如：舞台秀的催眠師會讓催眠對象出現嗅幻覺和視錯覺，將馬桶刷當成一束鮮花，製造娛樂的喜劇效果；而非進入深層忘我的催眠狀態，讓台下的觀眾感到無聊。催眠對象將馬桶刷當成一束鮮花之前，催眠師要先引導催眠對象進入輕度的催眠狀態，例如眼皮睜不開、手臂彎不起來，最後進入壓軸的幻覺和錯覺。

　　同樣的，以催眠作為治療工具，治療師需要知道治療的目標：讓憂鬱的病人變得快樂、焦慮的病人變得鎮靜。達成最後目標之前，治療師先要幫助病人由原始的狀態做最微小的改變，例如讓呼吸變慢、肌肉放鬆、專注在當下，接著臉部微笑肌肉收縮、想起過去愉快的經驗，最後終於變得快樂。

　　催眠或由催眠延伸而來的治療模式，都是藉由催眠師或治療師透過許多細微的小動作，引發病人許多特定的小變化，而讓這些小變化的總和達成最終目標。想要掌握治療過程的節奏，催眠師和治療師需要瞭解這些小步驟的基本藍圖。

在艾瑞克森基金會舉辦的密集訓練計畫（Intensive training program），布蘭特・吉瑞和傑弗瑞・薩德發展出一套受到艾瑞克森影響的通用模式，他們教導學員一種三階段的步驟，做為催眠的基本藍圖。「引導」步驟被稱為ARE模式：A代表吸引（absorb），R代表確認（ratify），E代表引發（elicit），將催眠這個治療道具放置在病人的心靈舞台上。

治療師可以用連續的方式來使用ARE模式。「吸引」可以藉由一些特別的技巧引發出來，這些技巧有許多都是間接的。「確認」是以比較直接的方式達成。「引發」則又是間接的。本章將仔細介紹這三個步驟。

這個模式是催眠引導的基本大架構（Basic Induction Meta Structure），這個架構是多重層次（multilevel）的：

（一）結構上包括ARE的三個階段。這三個階段是不斷循環的，第一輪「引發」的出現，將緊跟著第二輪的「吸引」。催眠師在做催眠的過程中，心中要清楚進行到哪一個階段。每一輪ARE的目的在於引發病人的一個改變，下一輪的ARE則以這個改變為基礎，引發下一個改變。許多小改變組合而成治療的大改變。

（二）使用的語言包括：正向的期待（positive expectation）、直接暗示（direct suggestion）、間接暗示（indirect suggestion）。

（三）非語言的部分包括和呼吸同步、模仿姿勢、語調、停頓、聲音的位置等等。

　　這個大架構的目的是要依據治療的企圖朝向目標，產生各種催眠現象或是治療結果。

吸引（Absorption）

　　吸引包括吸引裝置（devices）和吸引技巧（techniques）。吸引裝置可能讓病人專注於一個感覺、知覺、催眠現象、幻想，或是記憶。有經驗的治療師不會隨機使用吸引裝置，而是會依據病人的特質以及想要達成的引導和治療目標而定。引導裝置的選擇並不在本章討論的範圍之內。

　　有許多初級和次級技巧可以用來達成吸引。初級技巧包括使用現在式說話、使用可能性的字句、提供鉅細靡遺的細節。次級技巧則是改變聲音的語調、停頓，以及聲音位置的改變。初級和次級性技巧的分類是人為的。

　　讓我們考慮以下的例子：催眠師選擇了一個感覺，溫暖，作為吸引裝置。接著，催眠治療師可以描述溫暖，以現在式的方式說出所有的細節和可能性。

　　　　當你閉上眼睛，進入內心深處，你也許會注意到溫暖的感覺。而我不知道你將會注意到溫暖出現在你身體的前面或是後面。或許，溫暖的感覺似乎是大的，又或許是小的……或許，當你了解到那些溫暖的感覺，它對你似乎就像是一個溫暖的坐墊，感覺像是你可以開始在那非常愉快的溫暖坐墊裡，輕鬆地休息。而你可以注意到雙腳溫暖的感覺，而你可以注意到雙腿溫暖的感覺，而你可以注意到

身體溫暖的感覺，而你可以注意到溫暖的感覺正在發展。
而那些溫暖的感覺可以如此有趣。而你也許會注意到溫暖
的感覺可以如何開始改變。它們可能開始移動。它們可能
開始在心裡發展。它們可能開始改變形狀……而你不需要
注意所有的感覺……

在吸引的階段，催眠治療師以現在式描述細節和可能性，並
強調現象的經驗。再次的，這就好像催眠治療師把道具放置在病
人的心理社會舞台上。藉由吸引的暗語，鼓勵病人集中注意力，
將注意力導向內心深處，經驗到感覺變得更加鮮明，以及變得更
加不鮮明。在這裡，催眠治療師也可以插入一些解離的暗示。要
注意的是，並不是催眠治療師的命令在發揮作用，催眠治療師只
是暗示了一些可能性，而病人從中做出了一些選擇。當病人活化
了，可以經驗到暗示的現象，催眠就完成了。

● **進一步的吸引策略**（Additional Absorption Strategies）

吸引階段提供完成進一步治療的機會。例如，在吸引階段治
療師可以藉由對即將採取的介入方式做間接暗示，為想要達成的
治療做播種的工作。如此預示（foreshadowing）的方式可以加強
病人對治療目標的反應。

在吸引階段，治療師可以依據病人的獨特風格，為病人量
身訂做吸引的技巧和裝置，藉此建立治療關係。同時，催眠治療
師可以使用連結的技巧，使用連接詞如「和」或「或」來連接詞
句，創造一種思想的交織流通，這可以反映真實的內在經驗。

此外，吸引讓治療師有機會提供非預期的治療指令。吸引

階段不僅僅是建立恍惚狀態的方法，同時也可以當作一種治療的方法。藉由「加倍」技巧，以及使用「濃縮的溝通」，治療師提供了豐富的多層次架構，可以同時完成引導和治療的目標。這有別於傳統引導方式，傳統引導方式是以直線式的方法來達成恍惚狀態。

● 催眠的語言（The Language of Hypnosis）

可以將包含催眠語言的間接技巧插入引導中，進一步完成想要達到的現象學目標。例如，可以將「溫暖引導」如此修飾：

> 當你閉上眼睛,進入內心深處,你也許可以注意到溫暖的感覺。而我不知道你將會注意到溫暖的感覺出現在你身體的前面或是後面。或許,溫暖的感覺似乎是大的,又或許是小的……或許,當你了解到那些溫暖的感覺,它對你似乎就像是一個溫暖的坐墊,感覺像是你可以開始在那非常愉快的溫暖坐墊裡,輕鬆地休息。

> 而你可以注意到雙腳溫暖的感覺,而你可以注意到雙腿溫暖的感覺,而你可以注意到身體溫暖的感覺,而你可以注意到溫暖的感覺……正在發展。（**是的套組和嵌入命令**）而那些溫暖的感覺可以如此有趣。而你也許會注意到溫暖的感覺可以如何開始改變。它們可能開始移動。它們可能開始在心裡發展。而你的意識可以注意到溫暖的感覺,當你的潛意識專注在那些發展。（**解離陳述**）它們可能開始改變形狀……而你不需要注意所有的感覺……但是當你開始瞭解到這些溫暖的感覺,你可以做一個深呼吸,

然後真正感受正在發展中舒服的感覺。（隱含原因）

請注意催眠語言如何使「引導」變成多層次，以及如何增加達成目標現象的其他可能性。點綴地使用催眠語言可以在病人的舞台上置放新的現象道具。治療性的指導語也可以使用直接或間接語言形式點綴在引導中。詳細的催眠語言模式將在第五章討論。

確認（Ratification）

在確認階段，催眠治療師使用一系列簡單的陳述句來確認恍惚狀態，而這些陳述句可以反映病人在引發過程開始時所出現的變化。病人出現的變化，可以參考表一「催眠狀態下的身心特徵」。請注意，在確認時，催眠治療師不再描述各種可能性，而是描述事實。例如，在確認階段，治療師可以這麼說：

當我跟你談了一段時間，一些變化已經發生：你呼吸的速度改變了；你心跳的速度改變了；你吞嚥的反射動作改變；你身體的感覺可能變得不一樣了；你對外在的反應改變了。

確認陳述的意含是病人正在反應，這些反應是「催眠的」改變，而這些改變表示病人正在正確地經歷催眠的改變。藉由確認，鼓勵病人繼續和催眠師合作，進入下一個階段的催眠經驗。

表一　催眠狀態下的身心特徵

外在的特徵	內在特徵
眼睛閉著，或緩慢地眨眼；眼皮顫動 呼吸改變（通常是變慢） 動作變少、變慢 表面肌肉變得扁平 淚液增加（眼睛濕潤，或有淚） 無意識的抽搐 吞嚥較為吃力 似睡似醒的表現 身體不太能動彈（僵直） 眼睛直視、散焦 身體溫暖	懶得移動 時間扭曲感 聲音忽遠忽近 輕鬆感 漂浮、變輕的感覺 身體某部分消失了的分離感 健忘 視覺想像力提昇 記憶力增加

引發（Elicitation）

引發包含三個面向：

（一）引發解離（Dissociation）

解離可以藉由暗示的技巧引發出來，例如解離陳述。它也可以藉由催眠現象引發出來，如抬起手臂、僵直、正性和負性幻

覺，這些現象或多或少都有一些主觀的解離成分。例如，催眠治療師可能會暗示「它對你而言可能好像你是一個沒有軀體的靈魂（bodiless mind），飄浮在空間中，飄浮在時間中。」引發的催眠現象促進解離的經驗，因為解離是每一個完整催眠現象的一部分。

解離指示的加入，可以經由某種事情「就這樣發生了」，和（或）讓病人同時成為某個經驗的「一部分或是分開了」，而讓病人進一步的經驗解離狀態。

（二）引發反應性（Responsiveness）

引發解離之後，催眠師進一步發展反應性。以艾瑞克森的風格而言，治療師可能會暗示「當下一次我說到『現在』，你可以做個深呼吸……現在。」為了引發病人對不預期暗示的反應，治療師或許可以用逐步的方式，建立病人對治療師明確和隱含式指導語的反應。催眠的主要目的之一，是建立一個純淨的合作氣氛。

（三）引發資源（Resources）

一旦治療師引發反應，特別是對細微提示的反應，「引導」的過程就已經結束。

引發資源是催眠治療的範圍。因為本章集中在討論「引導」，對於引發資源的討論並不在本章的範圍之內。一般而言，治療師可以使用間接暗示，如軼事和隱喻，來刺激病人過去隱藏的資源。害怕飛行的畏懼症病人，或許有能力在其他人感覺到有困難的場合中感到舒服自在，例如，他們可能是很優秀的大眾演

說家；這些即是病人的資源。那些飲食過量的人，可能有許多資源可以控制他們雙手的動作。一般而言，治療師的工作是幫助病人經驗性地找到隱藏的資源，如此病人可以利用這些資源來解決和應對那些導致他們需要尋求治療的問題。

引導的主要目的是建立接下來的治療舞台。如果治療是傾向於使用間接技巧，例如隱喻、軼事或象徵，來幫助病人引發改變的現象，那麼引導就可以經由間接方式引發催眠現象來為治療鋪路。

有了ARE模式的大架構做為骨架，下一章的催眠語言則可豐富催眠的內容。

【第五章】催眠語言

　　催眠是催眠師和病人互動的過程，這個過程中的大部分時間，催眠師需要和病人說話，因此熟練催眠語言是催眠師必備的基本條件。催眠的首要原則是讓病人聽了以後說：「是的（Yes）」，以一系列的「是的」和病人建立良好的關係，同理病人遇到的困難，進而陪伴病人朝著治療的目標前進。

　　以下是簡單的例子：

　　　　今天你來到這裡（Yes），告訴我許多關於你的問題（Yes），讓我知道你的感受和想法（Yes）。或許你還沒有找到解決的方法（Yes），而期待我能夠幫助你（Yes）。如果你願意，我們可以共同努力尋找可行的方案（Yes）。

催眠的語言考慮因素
（Linguistic Consideration in Hypnosis）：

　　在催眠的時候，使用某些語詞，可以增加讓病人說「是的」的機會，具有鼓勵病人進入催眠的作用。

　　（一）許可助動詞（permissive verbs）──如可以、可能、或許……

你**可以**聽到我說話的聲音。

你的身體**可能**有不同的感覺。

你的頭腦**或許**思考著新的可能。

（二）副詞（adverbs）——漸漸地、輕易地、輕鬆地……

漸漸地感受到舒服的感覺。

心可以**輕易地**體會。

輕鬆地坐下來是一個美好的經驗。

（三）形容詞（adjectives）——有趣的、有意義的、好奇的、驚訝的、舒服的、很享受的……

你可以為自己安排一個**有趣的**旅程，對你是**有意義的、令人好奇的**。

或許是一種**舒服的**感覺，以令你感到**驚訝的**方式出現。

是一個**很享受的**催眠旅程。

（四）名詞或動詞（nouns or verbs）——期待、改變、舒服、吸引、瞭解、知道、能力、察覺、經驗。

你**期待**的**改變**或許會為你帶來**舒服**，**吸引**著你更加**瞭解**內心世界，**知道**自己有**能力察覺**這一切是美好的經驗。

相反的，另外一些語詞的使用會減少彈性，對聽者帶來壓力，增加病人說「不」的機會，在催眠時，甚至平時的對話中，都要盡可能少用。這些語詞包括「應該」、「必須」、「不可以」、「不能」等等。

催眠語言的三個層次

　　催眠語言的層次指的是語言特異性，是否具體描述一個現象。層次較低的描述較模糊，容易得到病人「是的」的反應，但較不精準、說服力較差。層次較高的描述，如果和病人的經驗相符，可以協助病人更融入催眠，但如果不符合病人的經驗，則可能得到病人「不是」的反應，而脫離催眠的過程。催眠時隨著病人的經驗，適度調整使用的語言層次，有助於催眠的進行。

　　Level I：普遍通用的語言，例如：看到景色、聽到聲音、感覺到感覺、聞到氣味、嚐到味道、心中的想法、感受到情緒。
　　Level II：描述各種知覺的特質，例如：視覺的顏色、距離、動作、聚焦，聽覺的音量大小、高低、音色，味覺的酸、甜、苦、鹹。
　　Level III：更細節更具體的描述，例如：某一個知名的景點、建築物，或實際的經驗。

一、正向的期待（Positive Expectation）
　　催眠時的第一個催眠，是催眠師的自我催眠，包括了三個信念（faith）：催眠師相信病人有能力進入催眠狀態、催眠師也有能力進入相同的催眠狀態、催眠師相信自己有能力協助病人進入催眠狀態。每一個遇到艾瑞克森醫師的人，都會被艾瑞克森醫師散發出「當然，你可以！（Of course, you can!）」的氣氛所感染。史蒂芬・紀立葛博士（Dr. Stephen Gilligan）則會在治療時，讓自

已有病人痊癒時的幻覺影像，來引導治療的過程。催眠師的第一個催眠是可以練習的。

【練習】

三個人一組，催眠師、病人、觀察員各一名。

1. 催眠練習

觀察員的任務：催眠師和病人準備好後，請催眠師開始催眠病人，並觀察兩人的互動。當病人進入滿意的催眠狀態後，請催眠師喚醒病人。過程結束後，提供回饋。

催眠師的任務：以正向的期待讓病人進入「舒服放鬆」的催眠狀態，進行的過程中只能使用「很好，就是這樣。（That's right.）」這句話。首先讓上述的三個信念充滿自己，進入催眠師的自我催眠狀態。接著仔細地觀察病人，選擇適當的時機，用堅定自信說：「很好，就是這樣。」適當的時機包括病人呼氣的時候，或病人出現呼吸變慢、肌肉放鬆、眼皮顫動等等舒服放鬆的生理反應時，甚至是催眠師直覺的適當時機。持續觀察病人，並且注意說話的速度、音量、方向、位置的改變如何影響病人的反應，直到病人進入滿意的催眠狀態。當觀察員指示喚醒病人時，改變說話的速度、音量、方向、位置，將病人喚醒。

病人的任務：體驗「舒服放鬆」的催眠過程，並提供回饋。

2. 回饋

回饋的主題：回饋的主要目的是提昇催眠師的自信和能力。

催眠師的回饋主題：如何讓自己進入催眠師的自我催眠狀態；如果進入了，那是什麼樣的經驗？在語言表達的內容受到限制時，如何善用聲音和身體，讓催眠順利進行？病人有哪些生理反應代表已經進入催眠狀態？在整個過程中，自己最滿意的是什麼、怎樣的調整會讓催眠效果更好？

觀察員的回饋主題：催眠師和病人的互動、催眠師如何促發催眠的過程，以及催眠師的具體優點。怎樣的調整會讓催眠效果更好？

病人的回饋主題：催眠師如何協助自己舒服放鬆？哪一點是催眠師做得很好的？身體感覺、情緒、想法在催眠過程中的變化，以及是哪些變化讓自己相信已經被催眠了？如果沒有被催眠，還需要哪些現象來說服自己已經被催眠了？催眠師可以怎麼做，才能協助自己進入更滿意的催眠狀態？

練習和回饋之後，三個人互換角色，練習並且回饋，每個人都可以擔任不同的角色。

二、直接暗示（Direct Suggestion）

　　傳統催眠強調暗示，催眠師透過一連串的暗示協助病人進入催眠狀態，這些暗示通常是直接的暗示。了解病人的狀態和需求，提供適當的暗示，讓病人能夠接受每個小暗示，是催眠能夠成功的關鍵。

下面這一段是很常見的直接暗示催眠腳本（hypnosis script），腳本主題是漸進式肌肉放鬆（progressive muscle relaxation）。

你可以舒服地坐下來，體驗接下來的過程。當你聽我對你說話的時候，你可以自由地選擇適合你的，幫助你進入舒服放鬆的催眠，也可以自由地把不適合你的，當作夏夜晚風吹過樹梢，當作清涼溪水流過溪底的岩石。

如果可以，將注意力放在你的呼吸，很仔細地注意每一次吸氣，新鮮的空氣經過鼻子充滿你的胸腔；很仔細地注意每一次吐氣，讓全身的肌肉慢慢地放鬆下來，很仔細地注意每一次的呼吸，讓呼吸變得越來越平順、越來越緩慢。繼續放鬆、繼續放鬆，讓全身的肌肉慢慢地放鬆下來。首先，放鬆頭部的肌肉，額頭的肌肉放鬆下來，眼睛周圍的肌肉，眼皮的肌肉放鬆下來，讓臉部的肌肉也放鬆下來，嘴唇嘴角的肌肉也放鬆下來，下巴的肌也放鬆下來，讓臉部所有微小的肌肉都放鬆下來，脖子的肌肉也放鬆下來，越來越舒服，越來越放鬆，很舒服很放鬆。接著，讓額頭兩邊頭部後方所有的肌肉都放鬆下來，肩膀的肌肉也會跟著放鬆下來，手臂、手肘、手腕、手掌、手指的肌肉都放鬆下來，想像自己的雙手變得沉重、鬆軟、無力，沉重、鬆軟、無力，或許你的手指會有一種刺刺麻麻的感覺，會很舒服的感覺，雙手完全的放鬆下來。

再次注意你的呼吸，或許你已經注意到，比起剛開始的時候，你的呼吸變得更平順、更緩慢。讓自己進入一

個深沉的催眠，很舒服很放鬆，你正在學習一個全新的經驗，享受進入催眠的美好經驗，發現自己更多的能力。

　　接著，放鬆胸部和腹部的肌肉，讓你的呼吸變得更平順、更緩慢，讓你的身體得到完全的休息，更加地放鬆，更加地舒服。繼續放鬆，繼續放鬆，讓你的臀部也放鬆下來，大腿、膝蓋、小腿、腳踝、腳掌、腳趾頭的肌肉也跟著放鬆下來，繼續放鬆，繼續放鬆，讓全身的肌肉都放鬆下來，繼續體驗所有美好的放鬆經驗，很舒服很放鬆，完全的放鬆下來。當你進入美好放鬆的催眠，或許也會感到一些舒服的感覺，有些人會覺得身體變得溫暖，就像一股暖流通過全身，讓每一部分的肌肉都放鬆下來。有些人會發現身體的重量改變了，或許變得沉重，就好像整個人都要陷入椅子當中，或許變得很輕，就好像整個人都要飄浮起來，有些人則會經驗到很特別的身體感覺，身體好像變成不是自己的身體，甚至身體的感覺消失了，好像沒有身體的靈魂，進入最深沉的催眠狀態，有些人則會經驗到時間感覺的改變，時間好像停止了，好像身處在一個沒有時間沒有空間的地方，體驗到心靈完全的平靜。請你花一些時間體驗這一切，享受美好的經驗，將所有美好的經驗記下來，在你身體和心理不同的層面，經過這次的經驗，你可以更快、更容易、更深沉、更美好地進入每一次的催眠。你可以更快、更容易、更深沈、更美好地進入每一次的催眠。

　　最後，我要請你慢慢的清醒過來，我會從五倒數到一，讓你完全的清醒過來，我每數一個數字你都會變得越

來越清醒，當你從這次的催眠中清醒過來，經過了充分的休息，你會發現自己全身充滿了活力，頭腦變得更清晰，變得更敏銳。

　　五、你可以從催眠中慢慢地清醒過來，四、讓你的力量回到你的身上，三、慢慢地睜開你的眼睛，二、做幾個很舒服的深呼吸，一、讓自己回到這個房間，回到現在，完全地清醒過來，恢復所有正常的感覺，舒服的感覺。

【練習】

兩個人一組，催眠師、病人各一名。

1. 催眠練習
催眠師參考上面的腳本，幫病人進行催眠。

2. 回饋
催眠師的回饋主題：腳本中的語句讀起來是否順暢？順暢度如何影響催眠的效果？在整個過程中，自己最滿意的是什麼？怎樣的調整會讓催眠效果更好？
病人的回饋主題：催眠師如何協助自己舒服放鬆？催眠師做得很好的是什麼？催眠師可以怎麼做，以協助自己進入更滿意的催眠狀態？

給催眠師的小提醒：將腳本中的語句改為自己習慣的語句，以及事

先熟讀腳本，都可以增加催眠時的自信，提昇催眠效果。

三、間接暗示（Indirect Suggestion）

　　間接暗示是艾瑞克森醫師發展出來的重要催眠技巧，間接暗示或許是由善用（utilization）原則發展出來的；善用原則是艾瑞克森醫師催眠與治療的核心，善用任何情境、問題、優點、缺點來協助病人的生活變得更美好。隨著年齡增長，小兒麻痺症反覆侵蝕艾瑞克森醫師的神經和肌肉，身體越來越虛弱，無法像年輕時直接伸手抬起病人的手，說話也變得很費力。艾瑞克森醫師必須將他僅剩的每一份力氣發揮到極致，精準地選擇他的語言，以得到最好的催眠和治療結果，間接暗示就成為善用原則的必然產物。

　　艾瑞克森醫師自己並沒有特別對間接暗示加以分類，他的許多學生如理察‧班德勒（Richard Bandler）、約翰‧葛林德（John Grinder）、俄尼斯特‧羅西，和傑弗瑞‧薩德等人，研究艾瑞克森醫師使用的催眠語言而加以分類，方便大家了解與學習。每個分類系統會有所差異，所以在學習的過程中，不要拘泥於不同分類系統或分類名稱的差異，而要瞭解各種間接暗示可以引發的催眠效果，並且多加練習，直到可以靈活運用。

　　以下的分類系統是依據傑弗瑞‧薩德博士。

● **自明之理**（Truism）

自明之理指的是明白可見、必然正確的敘述，病人聽到時會在心中出現「是的」的反應，經由一連串「是的」的反應達到催眠效果，因此可以說催眠語言是由自明之理所組成的。

以下是自明之理的參考例句：

Level I的語言層次例句：

地球繞著太陽轉動。

大地孕育萬物。

萬物依據自然的法則。

春夏秋冬四季運行。

生老病死是生命的歷程。

喜怒哀樂是每個人都有的經驗。

閱讀可以是有趣的經驗。

有各種不同的書。

每個人對於書本的喜好各有不同。

你可以選擇最適合的。

Level II的語言層次例句。

你正在閱讀這本書。

你可以有許多不同的方式閱讀這本書。

你可以在許多不同的地方閱讀這本書。

你可以用許多不同的心情閱讀這本書。

或許你會注意到封面的設計。

或許你會注意到版面的編排。

或許你會注意到文字的意義。

Level III的語言層次例句。

你正在學習催眠。

你正在學習催眠引導的技巧。

你正在學習不同的催眠語言。

你可以思考如何完成一句自明之理。

你可以思考如何熟練自明之理。

你可以思考如何將自明之理運用在日常生活。

自明之理的使用有以下的幾個理由：

（一）同步（To pace）：同步指的是，透過語言或非語言的方式模仿病人，以建立良好的關係，因為彼此相似的人會互相喜歡（People who are alike like each other）。催眠的時候選擇與病人當下狀況相符合的話，可以很容易的被病人接受。

你坐在這裡。

聽著我對你說話。

（二）引導注意力（To guide attention）：我們說出的話必然會引導病人的注意力，所以我們可以選擇我們希望病人注意的。

你可以感覺到身體的感覺。

你可以感覺到身體隨著呼吸自然起伏的感覺。

你也可以感覺到身體坐在椅子上的感覺。

（將注意力引導到身體的感覺）

或許你可以聽到外面的聲音。
你可以聽到我說話的聲音。
你也可以聽到你呼吸的聲音。
（將注意力引導到聽到的聲音）

（三）確認催眠狀態發生（To ratify the trance）：在ARE催眠模式的第二個階段，確認（Ratification），當觀察到病人已經出現催眠的現象，就可以清楚指出觀察到的現象，回饋給病人，確認病人已經出現適當的反應，也就是進入催眠的反應。要使病人做得很好，並且鼓勵他繼續。例如，在確認階段，治療師可能會說：

當我跟你談了一段時間之後，一些變化已經發生：你呼吸的速度改變了；你脈搏的速度改變了；你吞嚥的反射動作改變了；你身體的感覺可能變得不一樣了。

（四）作為象徵性指令（As symbolic injunction）：不同的語言有不同的象徵性指令，最常見的是出現在俚語和諺語當中。在英文中，「你的雙腳踩在地板上（Your feet are on the floor）」這句話是指明白可見的事物，同時也有「你是踏實的（You are grounded）」的意思；「你的頭是挺直的（Your head is straight）」也有「你說對了（You are saying things in the right way）」的意思。

（五）嵌入命令（To embed commands）：嵌入命令是間接催眠語言之一，在說話過程，利用語調加強、改變速度，或是停頓，加強給予病人的暗示。

享 受 催 眠 是很有趣的事。

或許你已經有了**新的體驗**。

你可以……**做一個深呼吸**。

（六）創造一個「是的套組」（To create a "yes set"）。

【練習】

- -

兩個人一組，催眠師、病人各一名。

1. **催眠練習**：以自明之理引發一個正面經驗。

催眠師詢問病人期待在練習中重現的一個正面經驗，用2-3分鐘澄清該正面經驗的細節，接著以該正面經驗作為催眠的場景。開始催眠時，先請病人安定下來，準備接受催眠。催眠過程以自明之理仔細描述該經驗必然存在的事物。當病人進入適當的催眠狀態之後，再將病人喚醒，結束練習。

例如：病人期待的經驗是「晴朗的日子裡，在鄉間騎單車。」

你可以舒服地坐下來，期待今天的單車之旅。你可以做幾個很舒服的深呼吸，在內心探索。或許你可以想像來到這個熟悉的地方，你可以用你的眼睛去看，用你的耳朵

去聽，用你的身體去感覺，用你的心去感受。也許你可以看到藍天白雲，你也可以看到遠處的青山，或許你也可以看到前方的道路，或許你還會注意到路邊的花草樹木。你可以注意到雙手握著單車手把，你可以注意到坐在座墊上的感覺，你也可以注意到一隻腳踩在地板上，另一隻腳踩在踏板上。

當你準備好，你可以出發。你可以聽到風吹過，你可以聽到齒輪的轉動，你可以聽到你的呼吸和心跳，或許你還可以聽到心中輕快的旋律。景物從你的身邊飛過，你繼續前進。你可以感覺到太陽的熱度，你可以感覺到雙腳踩在踏板上的力量，你可以感覺到呼吸的節奏，你可以感覺到心跳的速度，或許你可以找到人車一體的韻律。

身旁的景色不斷變化，或許是天邊的小鳥，或許是路邊的小花，或許是飛舞的蝴蝶，或許是額頭滴落的汗水。你或許會聽到蟲鳴鳥叫，你或許會聽到單車飛快前進，你或許會聽到呼吸越來越順暢，或許你已經分不清是人籟、地籟，還是天籟。

旅程終將結束，你可以放慢速度，調整呼吸，帶著你體會到的一切清醒過來，讓這一切幫助你充滿活力地度過每天的生活。你可以做一個、兩個或三個舒服的深呼吸，等你準備好，你可以睜開眼睛完全清醒過來。

2. 回饋

催眠師的回饋主題：如何增加催眠的效果？在整個過程中，自己最滿意的是什麼？怎樣的調整會讓催眠效果更好？

病人的回饋主題：催眠師的引導如何協助自己進入該正面的經驗？
催眠師做得很好的是什麼？催眠師可以怎麼做，以協助自己更滿意
地進入該正面的經驗？

初學者如果有較多夥伴參加時，可以將催眠師的人數增加至三或四
位，以輪流的方式，每人每次只說一句自明之理。如此可以增加每
次思考的時間，減少練習時的壓力。

● **嵌入命令**（Embedded commands）

　　嵌入命令的目的，是讓病人可以特別注意到催眠指令。使用
的方法是在說話過程中，利用語調加強、改變速度，或是停頓，
來加強給病人的暗示。就好像書本的字句中，改變字型、顏色、
字體大小，或改為粗體字與斜體字、前後加入空白、加上底線或
括號，這都是用來提醒讀者，強調該字句的重要性。

　　享 受 催 眠 是很有趣的事。（放慢速度）
　　或許你能夠**擁有新的體驗**。（加重語調）
　　你可以……**做一個深呼吸**。（停頓後再說出指令）

　　形成嵌入命令的流程，首先要有一個指令的目標，其次是使
用一個許可助動詞，接著形成一個自明之理。「做一個深呼吸」
是一個指令，如果改為「你可以做一個深呼吸」就是一個自明之

理。進一步形成嵌入命令時，可以運用以下幾種方法加以變化。

（一）在可以、能夠，和或許等許可助動詞之後，再以語調加強、改變速度，或是停頓等方式加上暗示指令，形成嵌入命令。

你可以做一個深呼吸。

（二）將不定詞（infinitives）分開，改變強調的部分。

很有趣的是……做一個深呼吸。

註：在中文較少使用不定詞的習慣，上個例句的英文如下：

It is interesting to …… **take a deep breathe**.

（三）可以插入人名或不要插入人名，插入人名可以讓該指令更為個別化。

你可以，小明，做一個深呼吸。

（四）可以重複陳述或不重複陳述，重複陳述是催眠很重要的方法。

你可以做一個深呼吸……做一個深呼吸。

● 「是的」套組（Yes set）

「是的」套組是間接催眠語言中很重要的模式，它由一系列的三個自明之理（Truisms），再加上第四個自明之理所組成。位於前面一系列的三個自明之理，被用來當作「同步」陳述，而緊接著的第四個自明之理，則被用來作為「引發」的陳述。

以下面的例子而言：

P1：你可以聽到房間外面的聲音。

原本可能造成干擾的聲音被提起，而非否認或置之不理，同理病人的處境，和病人同步，得到病人第一個「是的」。

P2：你可以聽到我說話的聲音。

將病人的注意力轉到一個中性的對象，得到病人第二個「是的」，同時建立催眠師和病人的連結。

P3：你可以聽到你自己的呼吸。

將病人的注意力轉到另一個中性的對象，得到病人第三個「是的」，同時建立病人的自我連結。

L：你可以經驗到聲音的改變繼續發展著。

第四個陳述是催眠師想要引發的病人反應，在沒有前面三個陳述的帶領下，不容易得到病人「是的」的反應。相對而言，前面三個陳述可以很容易得到病人「是的」的反應。所以在上述三個自明之理之後，一方面建立了和病人的關係，另一方面則讓病人心裡醞釀了繼續說「是的」的驅動力，接著加入「引發」的陳述，如此病人會很自然地接受第四個陳述的暗示。

在這組「是的」套組中還有兩點值得注意，其一是四個自明之理都是聽覺的陳述，其二是四個陳述是依據由外而內的方式安排，如此病人可以停留在同一個感覺系統，不會感到混亂，同時注意力可以有方向性地由外向內集中。

「是的」套組使用了牛頓的第一運動定律，「靜者恆靜，動者恆動」──當頭腦開始思考「是的」，便會趨向於繼續思考「是的」。「是的」套組的重要性在於它可以容易又快速地得到

病人「是的」的反應，迅速和病人建立關係，並且為病人準備好繼續前進的動力。當你經驗到失去病人的治療關係，在催眠或治療會談中使用「是的」套組是很好的選擇。

下圖為是的套組的步驟：

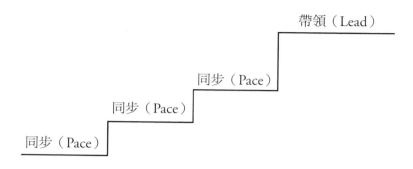

根據這個基本句型，可以有以下的變化：

（一）一個「是的套組」後面接著附加問句或是不要接著附加問句。（"Yes Set" with or without Tag Question）

你可以聽到房間外面的噪音。

你可以聽到我說話的聲音。

你可以聽到你自己的呼吸。

你可以……經驗到聲音的改變繼續發展著。

你可以注意到雙腳的姿勢，不是嗎？

你可以注意到雙手的姿勢，不是嗎？

你可以注意到身體的姿勢，不是嗎？

而你也可以注意到全身放鬆的感覺，不是嗎？

（二）一個「不是套組」（"No Set"）後面接著附加問句或是不要接著附加問句。（"No Set" with or without Tag Question）

你不需要注意到我現在正在對你說話，是吧？

你不需要注意到我說話的音調，是吧？

你不需要注意到我說話的內容，是吧？

你也不需要注意到你將會如何應用我說的這一切，是吧？

你不必刻意調整呼吸的節奏，

你不必刻意調整心跳的速度，

你不必刻意調整肌肉的張力，

你也不必刻意讓自己感覺越來越舒服。

（三）一個「我不知道套組」後面接著附加問句或是不要接著附加問句。（"I-Don't-Know Set" with or without Tag Question）

我不知道你會看到什麼顏色，是吧？

我不知道你會看到什麼形狀，是吧？

我不知道你會看到什麼畫面，是吧？

而我也不知道你會看到什麼樣的美好景像，是吧？

我不知道你會注意我的聲音的大小，

我不知道你會注意我的聲音的音調，

我不知道你會注意我的聲音的速度，

而我也不知道你會如何運用我的聲音。

（四）三個思考加一個思考。

你可以評估，

你可以判斷，

你可以分析，

而你可以思索最好的方法。

（五）三個感覺加一個感覺。

有時候你會感到懷疑，

有時候你會感到困惑，

有時候你會感到肯定，

你可以自在的擁有所有的感受。

（六）三個行為加一個行為。

你可以閉上眼睛，

深深地吸一口氣，

然後慢慢地呼氣，

讓自己放鬆下來。

（七）三個未來的事加一個未來的事。

你可以在早上清醒過來，

你可以舒服地伸個懶腰，

你可以起床，

你可以愉悅地迎接新的一天。

（八）三個過去的事加一個過去的事。

或許你會回到高中的時候，

或許你會回到國中的時候，

或許你會回到小學的時候，

或許你可以找到美好的童年回憶。

（九）三個現在的事加一個現在的事。

你可以看著書本上的字句，

你可以研究其中的意義，

你可以了解各種語言型式，

而你可以熟悉催眠語言的運用。

（十）三個聽覺加一個聽覺。

你可以聽到你的呼吸，

你可以聽到你的心跳，

你可以聽到我說話的聲音，

你也可以聽到美好的旋律。

（十一）三個視覺加一個視覺。

當你閉上眼睛，

或許你仍然可以看到光線，

或許你仍然可以看到顏色，

或許你仍然可以看到形狀，

甚至你可以看到一些景像或畫面。

（十二）三個觸覺加一個觸覺。

你可以感覺雙腳踩在地板，

你可以感覺身體坐在椅子上，

你可以感覺雙手放在大腿上，

你可以感覺舒服的感覺正在發展。

（十三）三個催眠組合加一個催眠組合。

或許你會感到溫暖，

或許你會感到有點刺刺麻麻的感覺，

或許你會感到身體的重量正在改變，

或許你感到身體的感覺正逐漸消失。

【練習】

- -

四個人一組，一位病人，三位催眠師。

1. 催眠練習

三位催眠師合作練習，使用「是的」套組催眠病人。第一階段使用三組「是的」套組讓病人進入舒服放鬆的催眠狀態，第二階段使用三組「是的」套組深化催眠狀態，第三階段使用三組「是的」套組讓病人回到一個美好的經驗。

催眠師A為主催眠師，在開始練習「是的」套組之前和病人會談，並請病人準備好接受催眠。催眠師A開始第一組「是的」套組的第一個陳述，催眠師B完成第二個陳述，催眠師C完成第三個陳述，再回到

催眠師A完成第四個陳述，也就是第一組「是的」套組引發反應的暗示。

催眠師B再開始第二組「是的」套組的第一個陳述，催眠師C完成第二個陳述，催眠師A完成第三個陳述，催眠師B再完成第四個陳述。

催眠師C再發動第三組「是的」套組，接著依序完成全部九個「是的」套組。最後催眠師A將病人喚醒，並與病人討論催眠的經驗。

	催眠師A	催眠師B	催眠師C
第一組是的套組	P1-1	P1-2	P1-3
	L1		
第二組是的套組		P2-1	P2-2
	P2-3	L2	
第三組是的套組			P3-1
	P3-2	P3-3	L3
第四組是的套組	P4-1	P4-2	P4-3
	L4		
第五組是的套組		P5-1	P5-2
	P5-3	L5	
第六組是的套組			P6-1
	P6-2	P6-3	L6
第七組是的套組	P7-1	P7-2	P7-3
	L7		
第八組是的套組		P8-1	P8-2
	P8-3	L8	
第九組是的套組			P9-1
	P9-2	P9-3	L9

2. 回饋

催眠師的回饋主題：三位催眠師如何互相配合，以達到最好的催眠效果？自己最習慣使用的感官系統是視覺、聽覺，還是身體感覺？在整個過程中，自己最滿意的是什麼？怎麼調整會讓催眠效果更好？
病人的回饋主題：「是的」套組對於增進催眠效果有什麼好處？催眠師們互相配合的情形，是否有助於增進催眠效果？催眠師做什麼樣的改變，可以讓自己有更好的催眠體驗？

● 引述（Quotes）

在一般生活對話中，引述常被用來增加可信度和說服力。以下是常見的例子：

> 傳言指出：「某位女藝人已經於今年年初祕密結婚。」
> 馬雅預言：「世界末日即將到來。」
> 該公司某位不具名主管表示：「本公司今年營收將創新高。」
> 根據調查：「身材矮小的男性較有女人緣。」
> 統計顯示：「這個城市的市民越來越快樂。」
> 英國的醫學報導：「學習催眠的人較長壽。」

透過引述的型式，說話者繞過聽話者意識的理性分析，將聽者的注意力帶到引述的陳述內容，如此接受該陳述內容的機會就大為提高。引述來源是什麼通常不是那麼重要，但如果可以更

契合聽者的喜好和習慣，效果會更好，例如，注重健康養生的人，就比較容易接受醫學研究、醫師、醫院的引述來源。在催眠的治療情境下，催眠師的引述仍然要有所依據，不應該假造欺騙病人。

引述的催眠型式中，催眠師在社交互動的層面談著和病人沒有直接相關的事物，但在心理層面則將暗示傳達到病人的潛意識。因為催眠師在這個過程中並沒有直接對病人下暗示的指令，所以病人在意識層面無從阻抗。

以下是幾個例句：

我會告訴自己：「**閉上眼睛。**」

朋友提醒我：「**做幾個舒服的深呼吸。**」

薩德博士常說：「**在內心探索。**」

我曾經讀過一篇報導指出：「保持健康的方法是**好奇地面對接下來的一切。**」

上面的例子，催眠師似乎在社交互動的層面談論自己的個人經驗，但在潛意識的層面，則如粗體字的部分，是一段催眠引導。

● **假設前提**(Presuppositions)

假設前提是口語交談中常見的語言模式。例如：「小明甚至不知道他家後面有一座山。」在這個句型當中，「他家後面有一座山」是一個假設前提，聽到這句話的人會把注意力放在小明「不知道」上面——小明是不是有什麼樣的問題，竟然會不知

道;而同時卻在潛意識裡直接接受了「他家後面有一座山」的陳述,並認定這是一個事實。

以下是創造假設前提句型的方法:

(一)使用疑問詞(when, where, which, how, how fast, how much等等)創造出時間、地點、過程、數量、程度,或是不同的選擇等等句型。

我不知道你會在**什麼時候**進入催眠狀態。

(時間的假設前提)

或許你會思考你將**在哪裡**進入催眠狀態。

(地點的假設前提)

我很好奇你**身體的哪個部分**會最先進入催眠狀態。

(部位的假設前提)

你的潛意識知道你會**如何**進入催眠狀態。

(過程的假設前提)

我不知道你會**多快地**進入催眠狀態。

(速度的假設前提)

或許你很想知道你將體會到多少(深)**的**催眠經驗。

(程度的假設前提)

你將注意到舒服的感覺,會是溫暖的感覺,或者是刺刺麻麻的感覺,或者是輕飄飄的感覺,或者是身體的感覺正逐漸消失,又或許我不知道的舒服的感覺,而你才是最了解的人。

(提供幾個不同的選擇,但不強迫病人選擇那一項,甚至可以自由地選擇,而注意到舒服的感覺是本句的假設前提,不論病人的選擇是什麼。)

你可以在做一個深呼吸之前或之後進入催眠狀態。

（提供了兩個選擇，不論病人做了哪一個選擇，都會進入催眠狀態。）

（二）使用享受、經驗、欣賞等輔助（auxiliary）或修飾（modifying）動詞。

你可以放鬆。（自明之理）

你可以**享受**放鬆。（可以放鬆成為假設前提）

（三）使用完全地、很快地、逐漸地、小心地、仔細地等副語（adverbs）。

你可以放鬆。（自明之理）

你可以**快速地**放鬆。（可以放鬆成為假設前提）

你知道你能夠快速地進入催眠嗎？

這就形成了一個雙重假設前提（double presupposition）的句子，第一個假設前提是進入催眠狀態，第二個假設前提是快速地進入催眠，病人的注意力則放在「知不知道」，而在潛意識直接接受他有能力進入催眠狀態，並且是快速地進入催眠狀態。

我很好奇你會**如何享受**進入催眠的樂趣？

這也是一個雙重假設前提的句子，第一個假設前提是進入催眠狀態，第二個假設前提是享受樂趣，病人的注意力則放在過程上。

● **解離陳述**(Dissociation statements)

解離陳述的語言模式是為了創造解離的催眠現象。解離陳述的公式如下：

你的 ___(1)___ 可以 ___(2)___ 但是、而且、當
你的 ___(3)___ 可以 ___(4)___ 因為
_____(5)_____。

空格（1）：知覺的意識狀態，可以是意識、思想，或是身體部位。

空格（2）：特定的「同步（pacing）」陳述，這樣可以將病人的注意力聚焦到外面。如果提到任何的阻抗，這樣可以將阻抗限制在意識的狀態。另外的選擇，則可以反映任何催眠組合的改變，這樣讓第一個子句變成「確認陳述」。

空格（3）：意識的催眠狀態，和空格（1）是相對應的，例如：潛意識、身體，或另一個身體部位。

空格（4）：一般性的「引發（eliciting）」陳述，例如，這個假設性的陳述可以將病人的注意力聚焦到內心世界，或是促進任何催眠或治療的目標，也就是本句型的催眠指令。在空格（4）之前使用許可助動詞：「可以」、「可能」，和「或許」之後停頓，可以創造出嵌入命令（embedded commands）。或許刻意不強調嵌入命令的效果會比過度強調嵌入命令來得有效。你也可以再引發陳述之前插入病人的名字，來增強嵌入命令的效果。

空格（5）：在「因為」之後加入一個動機（motivation），

和病人相關正面的事物（positive）做聯結，可以增強病人接受在「因為」之前指令的效果。

範例：

你的意識可以注意到你的雙腳踩在地板上的感覺，但是
你的潛意識可以……享受飄浮的感覺，因為
經驗到知覺發展的許多不同面向是非常有趣的。

你的耳朵可以聽到我說的話，而
你的身體可以感覺到舒服，因為
人可以擁有許多不同的感受。

你的身體可以坐在這裡，但是
你的心可以飄浮，因為
身體和心理可以有個別的運作。

● **雙重解離陳述**（Double dissociation statements）

將兩個解離陳述組合成雙重解離陳述，這樣會讓病人不容易進行理性分析，造成意識資訊泛濫（information overflow），而達到困惑（confusion）的效果；病人的意識會處在不平衡的狀態，為了結束這個不平衡狀態，最快的方法就是捉住一個最簡單易懂的想法，趕快恢復平衡，所以在意識感到困惑時，接下來的暗示就很容易被接受，病人會進入較深沉的催眠狀態。催眠治療師可以使用下列的通用形式：

你的意識可以 ___A___ 而且
你的潛意識可以___B___。或者
你的潛意識可以 ___A___ 而且
你的意識可以 ___B___ 。

你的意識可以思考而且
你的潛意識可以放鬆。或者
你的潛意識可以思考而且
你的意識可以放鬆。

【練習】

兩個人一組，病人一名，催眠師一名。如果有較多成員參與，可以增加催眠師人數，以減輕催眠師的壓力。

1. 催眠練習

催眠師練習使用解離陳述或雙重解離陳述催眠病人。第一階段使用三組解離陳述讓病人進入舒服放鬆的催眠狀態，第二階段使用三組解離陳述深化催眠狀態，第三階段使用三組解離陳述讓病人回到一個美好的經驗。

2. 回饋

催眠師的回饋主題：催眠師如何流利地使用解離陳述或雙重解離陳述，以達到最好的催眠效果？在整個過程中，自己最滿意的是什

麼？怎樣的調整會讓催眠效果更好？

病人的回饋主題：解離陳述可以引發什麼催眠現象？催眠師們互相配合的情形，是否有助於增進催眠效果？催眠師做什麼樣的改變，可以讓自己有更好的催眠體驗？

● 隱含原因（Implied causative）

隱含原因的語言模式是要以現有的狀態為基礎，引發病人進一步的反應。這樣的句型安排，現有的狀態就如同想要引發的反應的成因。有兩種方式形成隱含原因的句型：

（一）「當X，然後Y」或「在X的時候，然後Y」。

在此X是一個行為，而Y是一個狀態；或相反的，X是一個狀態，而Y是一個行為。

> 當你做一個深呼吸，你可以放鬆。
>
> 當你放鬆的時候，你可以進入催眠狀態。
>
> 當你進入催眠的時候，你可以感到舒服。

（二）「X讓Y」。

同樣的，在此X是一個行為，而Y是一個狀態；或相反的，X是一個狀態，而Y是一個行為。

> 每一個呼吸讓你感到更舒服。
>
> 舒服的感覺讓你體驗到催眠。

讀到這裡讓你了解催眠語言。

【練習】

三到五個人一組。

1. 催眠練習

成員圍成一圈坐在一起，練習用隱含原因的句型做催眠，目標是舒服的催眠狀態。第一位成員做為帶領者，先發動第一句隱含原因，第二位成員以第一句隱含原因的第二部分為開頭，完成第二句隱含原因，第三位成員以同樣方式完成第三句隱含原因。如此依序練習，當第一位成員覺得練習足夠時，即可將大家喚醒。

2. 回饋

隱含原因的語言模式對於進入催眠狀態的幫助是什麼？以前面一位成員句子後半段做為開頭，要完成隱含原因的句型會有什麼限制？怎麼做可以讓句子更為順暢？同時擔任催眠師和病人的角色，是什麼樣的經驗？是否會讓人更容易或更不容易專注在整個過程？

【催眠語言模式綜合練習一】

兩個人一組，病人一名，催眠師一名。如果有較多成員參與，可以增加催眠師人數，以減輕催眠師的壓力。

1. 催眠練習

催眠師綜合練習使用上述八種催眠語言模式催眠病人。第一階段依序使用各種催眠語言模式各一次，讓病人進入舒服放鬆的催眠狀態，第二階段依序使用各種催眠語言模式各一次，深化催眠狀態，第三階段依序使用各種催眠語言模式各一次，讓病人回到一個美好的經驗。

練習的時候可以先寫下八種語言模式，方便於催眠過程中提醒催眠師。

自明之理（Truism）

嵌入命令（Embedded commands）

是的套組（Yes set）

引述（Quotes）

假設前提（Presupposition）

解離陳述（Dissociation statements）

雙重解離陳述（Double dissociation statements）

隱含原因（Implied causative）

2. 回饋

催眠師的回饋主題：催眠師如何順暢地聯結不同的語言模式，以達到最好的催眠效果？催眠師比較熟悉使用哪些語言模式，比較不熟悉使用哪些語言模式？這樣的差別在練習一段時間之後，是否會改變？這樣的差別是否源於催眠師的個人偏好，或是催眠師的個人風格？在整個過程中，自己最滿意的是什麼？怎樣的調整會讓催眠效果更好？

病人的回饋主題：催眠師在使用那些語言模式最能幫助自己達到催眠狀態？催眠師做什麼樣的改變，可以讓自己有更好的催眠體驗？

　　以下的催眠引導，是我在一次工作坊中為學員所作的示範練習。我以集體催眠的方式完成我的練習。

第一遍：
接下來我要和你們「談談不是旅行的事」。

旅行是很有趣的事。
旅行可以讓我們有**很多的期待**。

而你可以選擇到一座城市，
你也可以選擇到一個鄉村小鎮，
你也可以選擇到一個海邊，
而你可以選擇一個讓你**感到舒適**的地方。

薩德博士在一次治療之後告訴我：
「該可以安排一個美好的假期了。」

而我很好奇地想要知道哪裡是你最期待的地方。

你的身體可以在這裡，

而你的心可以到那個令你期待的地方，
因為夢想是人類進步的動力。

你的意識可以規劃，
而你的潛意識則可以期待；
或者你的潛意識可以規劃，
而你的意識則可以期待。

當你在心中規劃了一段時間，
你可以開始這個有趣的旅程。

第二遍：
旅行可以有許多的方式。
或許你能夠很享受這個過程。

你可以搭車，不是嗎？
你可以坐船，不是嗎？
你也可以搭飛機，不是嗎？
而你可以選擇最舒適的方式到達，不是嗎？

西方有一句話：「條條道路通羅馬。」

而我不知道你將會如何地享受這段旅程。

你的心可以選擇，

而你的身體則可以舒服地體會，
因為身體和心理會有最協調的合作。

你的意識可以思考，
而你的潛意識可以**享受過程**；
又或許你的潛意識可以思考，
而你的意識可以**享受過程**。

而這個旅程將會帶你來到這個有趣的地方。

第三遍：
而你能夠在這裡探索。
讓自己有**更深刻的瞭解**。

你可以用眼睛去看，
你可以用耳朵去聽，
你可以用身體去感覺，
你也可以**用心去體驗**這所有的一切。

我常會提醒自己：「今天我會有什麼新的發現？」

或許你正在思考你將經驗**多少愉快的感受**。

你的耳朵可以聽我說話，
而你的身體可以**體會到更多更多**，

因為身體可以有許多不同的運作。

你的意識可以學習，
而你的潛意識則可以體會；
或許你的潛意識可以學習，
而你的意識則可以體會。

當你體會了這一切，
你可以帶著你所體會到的結束這次美好的旅程。

在這段練習的過程，有些學員拿筆試圖記下我說的每一句話，有些學員則仔細聆聽我所說的，而大多數的學員在中途就閉上眼睛，以不同於平時習慣的方式來學習。練習結束，我請學員分享他們的學習經驗。努力紀錄的學員表示，有了實際的例子，他們終於知道催眠語言如何使用。仔細聆聽的學員大多表示，在一開始，他們知道這是催眠語言的示範，他們也想要學習催眠語言的使用方法。但經過一段時間，他們自然地閉上眼睛，讓自己進入一次內心的旅程。當然，每個人分享的旅程都不同。

我的這次練習，在社交層面談論旅行，但在心理層面，則在三遍的練習依序加入的治療性暗示，分別是：期待、享受過程和學習體會。這次練習得到了學員多樣性的反應，有的是教導性的學習，有的是催眠的放鬆體驗，有的重溫了過去的旅行經驗，有的則是規劃了未來的旅程。

這是艾瑞克森學派會談催眠引導（conversational induction）的基礎，會談催眠引導的架構是「說A，意含B，而得到C反應；

或是說X，意含Y，而得到Z反應。（Say A, Mean B, Response C; or Say X, Mean Y, Response Z.）」。我以旅行作為學習催眠的隱喻，並且假設學員希望能夠得到教導性的學習和經驗性的體會，所以在第三遍加入學習體會的暗示。而在第一、二遍中，以期待和享受過程作為事先的鋪陳。這項練習的目的，除了熟悉各種催眠語言模式之外，更是進階催眠治療的基礎。

【催眠語言模式綜合練習二：社交對話中的催眠語言】

兩人一組，病人一名，催眠師一名。

1. 催眠練習

催眠師選定一個日常生活情境，以催眠語言描述該情境，依序完成催眠語言模式三遍，而在每一遍的描述中加入治療性的暗示。日常生活情境的選擇可以和病人討論，選擇病人感到較為輕鬆愉快的情境。治療性的暗示的選擇，則可以詢問病人，對於本次練習的期待。催眠師可以事先將催眠的腳本完成，再對病人進行催眠。

2. 回饋

催眠師的回饋主題：透過催眠語言模式，如何將社交性的會談和治療性暗示結合？催眠進行的過程，觀察病人是否出現治療性暗示的反應，符合「說A，意含B，而得到C反應」的架構。

病人的回饋主題：催眠師以這樣的方式進行催眠，對於催眠的體驗會有什麼影響？會專注在社交性的談話還是治療性的暗示？

【問題思考】

在第四章討論到的催眠現象包括引導注意力、改變強度、創造解離，以及調整反應等四種。各個間接催眠語言模式，分別會引發何種催眠現象？當你想要引導注意力時，你會選擇什麼間接語言模式？當你想要改變強度時，你會選擇什麼間接語言模式？當你想要創造解離時，你會選擇什麼間接語言模式？當你想要調整反應時，你會選擇什麼間接語言模式？

【參考答案】

引導注意力使用的催眠語言：自明之理（Truism）、嵌入命令（Embedded commands）、「是的」套組（Yes set）、引述（Quotes）。

改變強度使用的催眠語言：假設前提（Presupposition）。

創造解離使用的催眠語言：解離陳述（Dissociation statements）、雙重解離陳述（Double dissociation statements）。

調整反應使用的催眠語言：隱含原因（Implied causative）。

【第六章】 催眠引導過程
（The Process of Hypnotic Induction）

　　本章我們將會研究一段艾瑞克森醫師催眠引導的逐字稿，了解艾瑞克森醫師催眠語言的實例。以下這段催眠引導過程是艾瑞克森醫師在1964年，應邀在美國醫師會的會議中進行催眠的示範和教學，主要的觀眾族群是醫師。

　　當時大眾對於催眠的了解大多受到催眠舞台秀的影響，所以存在相當程度神祕色彩的誤解。而醫學界也才剛開始不將催眠視為騙人的巫術，接受催眠是可行的治療模式，因此艾瑞克森醫師示範教學中會提到舞台秀以及催眠在醫療上的運用。在這類研討會的示範，艾瑞克森醫師不會事先篩選個案，而由主辦單位安排。

　　這次的錄影過程，有數位女性個案已經坐在舞台上等候，艾瑞克森醫師將為其中兩位做催眠。第一位女性莎莉坐到椅子上，工作人員為她戴上麥克風，艾瑞克森醫師就開始工作。

　　艾：告訴我，你之前是否曾經進入催眠狀態？
　　莎：不。
　　艾：你是否曾經看過？
　　莎：不。
　　艾：你是否知道進入催眠狀態會像什麼？

　　莎：不。

　　艾：你是否知道你必須做所有的事……而我只是坐在旁
　　　　邊……並且享受欣賞你所做的嗎？

　　莎：不，我不知道。

　　艾：你不知道？

　　莎：是的。

　　這是一組「不是的套組」，艾瑞克森醫師在前面三個問句，
得到連續三個「不」的回答，緊接加上第四個問句則是假設前提
的問句，莎莉回答：「不，我不知道。」而接受了「你必須做所
有的事……而我只是坐在旁邊……並且享受欣賞你所做的」這個
假設前提。

　　會談一開始就這麼做是很不尋常的，艾瑞克森醫師這麼做
是有道理由的。莎莉一坐在位子上，或許是那個情境令她十分緊
張，就已經進入一個很專注的自我催眠狀態，專注在艾瑞克森醫
師上，等侍他的指令。艾瑞克森醫師用這幾個問句把莎莉從她的
自我催眠狀態喚醒，將注意力轉移到他希望她配合的事。

　　第一個問句中的「之前」是非常有趣的，是在莎莉自行進
入的催眠之前，還是即將配合艾瑞克森醫師要求她進入的催眠
之前，留下一個糢糊的彈性空間。當病人可能有阻抗或疑問的時
候，讓病人很早就公開地把「不」說出來，是一種減少阻抗或疑
問的方法。而莎莉說「不」是針對她不知道，但隱含著她接受了
其中的假設前提，她必須做所有的事。

　　艾：好的，我要開始享受欣賞你所做的……

　　而我要做的第一件事……是這樣……

　　我會像這樣握住你的手……

　　而它可以像那樣抬起來……

　　如此你可以看著它……

　　然後閉上你的眼睛……

　　而進入深層舒服的睡眠……

　　如此深層舒服的睡眠……如此深層舒服的睡眠……

「享受欣賞你所做的」是一個鼓勵，催眠師要像啦啦隊一樣為病人加油。艾瑞克森醫師開始抬手催眠技巧（arm levitation），將莎莉的手抬到半空中，再加上連續的隱含原因「如此你可以看著它」、「然後閉上你的眼睛」、「而進入深層舒服的睡眠」，接著是重複的直接暗示「進入深層舒服的睡眠」。在古老的年代，催眠和睡眠仍會被混為一談，但現在的催眠師會把催眠和睡眠當作不同的兩件事。

　　艾：如此你可以接受一項手術。

　　　　如此任何符合禮節的事……可能發生在你的身上。

　　　　現在，我要給你一個小小的驚喜。

　　　　但那是可以的。我會非常非常的小心。

　　　　（將莎莉的腳放下。）

　　艾：而你舒服嗎？

　　莎：是的。

因為是在醫學研討會的場合，所以使用了「接受一項手術

（undergo an operation）」的說法，但在英文中，「operation」
並不必然是醫學的手術，而可能是其他任何可能的「操作」。

在此艾瑞克森醫師對莎莉做的第一個操作，是把她的腳放
下，即使是現在，一個男人在大庭廣眾之下，將一個年輕女性
的腳放下，都不是那麼的「符合禮節」，更何況在當時保守的年
代。艾瑞克森醫師這麼做之後，莎莉仍是舒服的，那隱含的意義
是莎莉已經處在一個特殊的狀態，這是確認催眠反應已經出現
了。當莎莉的腳放下來，她不再是蹺著腳，而處在一個開放的姿
勢，象徵著她可以對艾瑞克森醫師開放。莎莉的舒服可以是全面
的舒服狀態，也可以是對於艾瑞克森醫師為她做的「操作」而感
到舒服。

艾：而你可以再點個頭嗎？
你知道一般人如何點頭嗎？你真的不知道。但他們這樣
點頭。
而你⋯這⋯樣⋯點⋯頭。而你不知道我在說什麼。但那
是可以的。

在莎莉回答「是的」的同時，也緩慢地點頭，艾瑞克森醫師
馬上回饋給她。她已經不是在「一般（ordinary）」的狀態，再次
確認催眠反應。即使莎莉閉上眼睛，不會看到艾瑞克森醫師，但
他仍在說話時緩慢地點頭，以肢體動作、說話的速度和方向等非
語言的方式，增加說話的效果。而整個確認的過程，莎莉的意識
可以不知道，但她的潛意識是有反應的。

艾：現在你的手正朝著你的臉抬起來。

　　而當它碰到你的臉……

　　你會做個深呼吸……然後進入深層舒服的睡眠中。

　　而你真的不知道……會是如此的容易，是嗎？

　　而它和催眠舞台秀比起來……是如此的不同，不是嗎？

　　因為你瞭解你是……真正在做的那個人。而你知道，不是嗎？

　　現在我要請你……睜開你的眼睛。嗨！

莎：哈囉！

　　確認莎莉的手正抬起來，並加上朝著臉前進的暗示，接著是隱含原因的句型，進入深層的催眠狀態。在莎莉出現許多催眠現象之後，艾瑞克森醫師以一連串加上附加問句的句子加以確認，而這些句子是以假設前提陳述所組成的，無論莎莉的回答是什麼，進入催眠是容易的；不同於舞台秀，這一切都是莎莉做到的，艾瑞克森醫師將催眠的力量交還給她。

　　使用附加問句正反面的句型，會令莎莉的意識不太能清楚理解，於是繞過意識的阻抗。艾瑞克森醫師使用了一個嵌入命令，他在說「現在我要請你……」時，語氣有點猶豫，再說出「睜開你的眼睛」，讓莎莉睜開眼睛，進入較清醒的狀態。在此使用的技巧是分段法（fractionation），在病人進入催眠狀態時讓病人稍微清醒，再讓病人進入催眠狀態，這樣病人可以進入更深沉的催眠，後面會重複地使用引導進入再喚醒。

　　莎莉睜開眼睛時，結束第一段的催眠。

艾：你是否已經進入催眠狀態？

莎：我不知道。

艾：你不知道。你真的不知道。

　　艾瑞克森醫師得到一個不肯定的答案，他的典型回應是「你不知道」，和莎莉同步，並且進一步加以重構「你真的不知道」，帶領莎莉進入不同的境界；她可以肯定自己的不知道，不知道是可以的，在清醒的時候仍然可以有懷疑。

艾：好的，我會告訴你如何知道。

　　看著你的眼皮，看看它們是否會開始為你閉上。

　　而當它們開始為你閉上……那意味著你已經進入催眠狀態。

　　艾瑞克森醫師要莎莉做的是看著眼皮，看看是否會閉上，這是一個不根據前提的推理（non sequitur）。在催眠時請病人做一個測試，是否會得到一個特定的結果；如果得到該結果，就表示病人被催眠了。但事實上，完成這一個測試，必然會得到這一個特定的結果。當莎莉看到自己的眼皮時，當然會閉上眼睛，而得到她已經被催眠的推論。

　　接下來的句型則是隱含原因。

艾：當它們慢慢地閉上。（停頓）

　　太漂亮了。它們慢慢地閉上。它們慢慢地閉上。很好，就是這樣。

完全地閉上，現在。完全地閉上……完全地閉上而且繼
續地閉上。

而現在所有一切證據都來自於你自己，不是嗎……

在莎莉閉上眼睛的過程，艾瑞克森醫師一直鼓勵她，並且給
她足夠的時間，直到完全地閉上眼睛。病人對於要求的指令會有
時間上的延遲，這在催眠是很常見的，因為病人會經驗到時間扭
曲（time distortion）的現象。

最後，當莎莉終於閉上眼睛，艾瑞克森醫師再把催眠的力量
交還給莎莉：「所有一切證據都來自於你自己」。

艾：而你可以說話……

而你可以了解……

而你可以聽……

而且你可以遵守指令。

例如，如果我請你抬起你的右手……你可以抬起你的
右手。

而它正慢慢地抬起來。現在它就停在那裡。

一開始的時候，艾瑞克森醫師使用一組「不是的」套組，而
這次他使用了一組「是的」套組。前面三句艾瑞克森醫師讓莎莉
在心中回答「是的」，產生了繼續回答「是的」的動量，讓莎莉
在聽到第四句「遵守指令」時，很自然地也會回答「是的」。

「抬起右手」這個指令是以隱含原因的句型「如果……你可
以……」說出來，同時在「你可以」之後稍微停頓，而形成嵌入

命令的句型。艾瑞克森醫師在說這句話的同時，他也抬起自己的右手以作為示範，即使莎莉是閉上眼睛的。

在前一段催眠中，艾瑞克森醫師抬起莎莉的手，得到僵直（catalepsy）；這一次則要求莎莉自己抬起手，而她真的抬起來了，展現了她對艾瑞克森醫師指令的反應。艾瑞克森醫師可以在這個基礎下，進行接下來的催眠。兩段催眠都完成了抬手的動作，也建立了抬手動作和接下來催眠的連結。

> 艾：而你知道……不論你如何嘗試，它就是會停在那裡。
> 　　現在真的努力地嘗試把它放下。在你長大成人後第一次……
> 　　你經驗到如此的困難……將你的手放下。
> 　　不正是如此嗎？這不是很迷人嗎？這不是很有趣嗎？是的，就是這樣。

在此，艾瑞克森醫師對莎莉提出一個催眠現象的測試：「無法將手臂放下」。在這個測試前的準備，艾瑞克森醫師以加重語氣、延長時間並且對著莎莉右手方向的方式，說出「那裡」，就好像他對莎莉的指令。而他說的「嘗試」隱含的只是「嘗試」，而不是真的要莎莉將手放下；當人們說嘗試的時候，通常並不是真的要做。當莎莉真的無法將手放下時，艾瑞克森醫師馬上確認她又完成了一個催眠指令，並且給予鼓勵「這不是很迷人嗎？這不是很有趣嗎？」讓正面情緒和催眠現象連結。

> 艾：現在，請你告訴我……你認為你會相信你曾經進入催眠

　　狀態……

　　在我請你睜開眼睛……完全清醒過來之後嗎？

莎：是的。

艾：好的，我想要請你相信……你是不會被催眠的。

　　這樣好嗎？

莎：當然。

艾：好的。你知道你是不會真正地被催眠的。

　　在你睜開眼睛的時候……

　　你會馬上知道。

　　艾瑞克森醫師在這裡使用「雙重束縛（double bind）」技巧，他在第一個問句得到一個確認催眠的答案，第二個問句則轉為讓莎莉相信她不會被催眠，並且得到莎莉的同意，第三句則以「你是不會真正地被催眠的」作為結尾。如果莎莉回答「是」，她就順從了催眠指令，而如果她回答「不是」，就表示她是會被催眠的。所以不論莎莉回是或不是，她都表示她是會被催眠的。「雙重束縛」不是很容易的技巧，催眠師必須非常清楚地設計兩個選項，使得病人不論做那一個選擇都得到相同結果，同時不會讓病人覺得被操弄，而感到不舒服。

艾：告訴我，你認為你可以被催眠嗎？

莎：不，我認為不會。

艾：你真的不這麼認為。

莎：不。

艾：好的，我想要請你解釋……這件小小的事情。

（將莎莉的右手抬起）

艾：在過去，你是否曾經讓一個陌生人……

　　像這樣將你的手抬起來，並且停留在半空中……

莎：沒有。（微笑）

　　莎莉順從地回答「不」，她依照艾瑞克森醫師的指令反應，表示她是在催眠狀態。接著艾瑞克森醫師一邊說要莎莉「解釋……這件小小的事情」，一邊抬起莎莉的右手，同時保持和她的眼神接觸，就和第一次一樣。和前面兩次一樣抬起右手的僵直動作，代表莎莉第三次進入催眠狀態。而艾瑞克森醫師幽默的方式確認催眠的發生「你是否曾經讓一個陌生人，像這樣將你的手抬起來，並且停留在半空中」。

艾：好的，你知道……在催眠中……在醫學催眠中……

　　有時候你要一個病人維持在……非常非常靜止的狀態……

　　好讓你可以進行手術……做所有的事……

　　在病人可以完全合作的狀態下。

艾：而且，你知道……在進行手術時……

　　不需要……對病人解釋……他們該做些什麼……

艾：例如……

　　如果我告訴你閉上你的眼睛……你會將它們閉上……現在……

　　在這裡，艾瑞克森醫師使用平行溝通的方式陳述，一方面陳述醫學催眠會發生的事，是屬於社交層面在醫學研討會的教育內

容，另一方面則加重「非常非常靜止」的語調，是屬於心理行為層面給莎莉的指令。最後一句是隱含原因，而加重的「現在」則成為指令，也就是嵌入命令的句型。

> 艾：你可以如此美好地閉上眼睛……而且讓它們如此美好地閉著，
>
> 　　就外科手術而言，那可能是最重要的一件事。
>
> 　　你的右手靜止不動，可能是外科手術上最重要的一件事。
>
> 艾：現在，你知道醫學催眠是很不一樣的……和催眠舞台秀比起來，
>
> 　　催眠舞台秀是一個人拍打自己的胸膛……
>
> 　　睜大眼睛然後告訴觀眾……他是一個多麼棒的人。
>
> 艾：我想要讓你了解的是……你……身為一個人……
>
> 　　真的是一個很棒的人……
>
> 　　可以做很多的事，在醫學上幫助你。那會令你很快樂嗎？
>
> 莎：是的。

在莎莉聽從艾瑞克森醫師的指令閉上眼睛，他就給她鼓勵。接著艾瑞克森醫師除了談論催眠在醫學的運用，也談到催眠舞台秀和醫學催眠的差別，以排除一般人對催眠的錯誤印象。最後又再次把催眠的能力歸還給莎莉，並且和莎莉互動，得到她快樂的反應。

> 艾：現在，我並不知道你未來的目標會是什麼，
>
> 　　但是我希望如果你結婚了，

有了小孩……你將會很舒服很容易地懷孕生產……

如果你要接受手術……你可以舒服容易地接受……

任何的手術……你可以接受的……將會是舒服又容易的。

任何牙科的治療……將會是舒服又容易的。

你同意嗎？

莎：非常。

艾：非常同意。

莎：是的。

艾：我很高興。我希望你一輩子都記得。

　　艾瑞克森醫師提供了一般的直接催眠後暗示，莎莉在未來的醫學或牙科治療都可以舒服又容易地完成，並且記得一輩子；這一點也得到了莎莉的同意。

艾：而知道我曾經催眠過你……真的並不重要。

　　對你而言重要的是你知道……

　　你完全靠自己完成了。

　　現在，我要你……做一個、兩個，或三個深呼吸……

　　讓自己完全清醒過來。

　　艾瑞克森醫師在這裡作了一個失憶（amnesia）的暗示，讓莎莉忘記他曾經催眠過她，並加強莎莉的自我能力，靠自己完成了催眠。在這次喚醒過程，艾瑞克森醫師要莎莉「做一個、兩個，或三個深呼吸……讓自己完全清醒過來」，有別於傳統催眠的方法「當我從一數到五，你會完全清醒過來」；差別在於艾瑞克森

醫師將力量和決定權還給莎莉，在催眠結束前莎莉就可以決定要
如何讓自己清醒過來。

　　當莎莉清醒過來，代表第三次催眠結束。上次催眠都和右手
抬手的僵直動作聯結，也就為第四次的催眠預作準備。

　　艾：嗨！告訴我，你叫什麼名字？
　　莎：莎莉。
　　艾：莎莉？
　　莎：是的。
　　艾：我認為那是很好的名字。你想要和我握手嗎？
　　莎：我很願意。
　　艾：你願意？
　　　　（握手時，艾瑞克森醫師一邊喃喃自語，一邊以緩慢遲
　　　　疑的方式將手抽離，讓莎莉的手停在半空中。）
　　艾：而你知道你可以……如此快速而且容易的進入催眠嗎？
　　莎：不知道。

　　艾瑞克森醫師示範了著名的握手引導（hand shake indu-
ction），在此他並非想要炫耀，而是順著前面三次催眠建立的聯
結為基礎，示範更多的催眠現象。

　　在莎莉醒來時，艾瑞克森醫師詢問她的名字，這在一般社交
場合初次見面時是很正常的，但是艾瑞克森醫師卻將它放在互動
快結束的時候，則反應了他的風格──他將傳統催眠的引導、深
化、暗示、喚醒等過程打散，也讓不同過程之間的界線變模糊了。

　　當艾瑞克森醫師和莎莉握手時，和前面三次一樣，他的眼睛

一直注視著莎莉，嘴邊說著聽不清楚的話，並且以不確定的方式慢慢將手抽離，製造莎莉一種不確定的感覺，引發莎莉進入困惑的狀態。在確定莎莉的右手再次進入僵直狀態，艾瑞克森醫師就將自己的手完全抽離，讓莎莉的手停留在半空中。

最後他以一個帶有假設前題的問句，確認莎莉再次進入催眠。

艾：但你是可以的，不是嗎？
　　即使在你的眼睛完全睜開的時候。
艾：你知道……如果你想要的話……
　　也可以只看到你和我……而看不到其他的任何東西。
　　甚至看不到那些攝影機……
　　那些燈光或是其他的任何東西。
　　只看到我。
艾：而你真的不需要眨你的眼睛……
　　用平常的速度……或是任何類似的方式。
　　而你的手掌和手臂感覺如此的舒服。

艾瑞克森醫師將莎莉的注意力引導到視覺，同時示範睜開眼睛仍然可以進入催眠。接著是視覺的負性幻覺暗示，只看到他而看不到燈光或攝影機。之後確認眨眼速度改變，以及手掌和手臂感到舒服等催眠現象。

艾：現在，閉上眼睛。是的，就是這樣……
　　完全的。做個深呼吸然後醒過來……
　　讓我們再次握手。

嗨！莎莉。我很高興認識你。認識你是我的榮幸。

莎：謝謝你。

艾：很感謝你幫助我。

莎：謝謝你。

艾：你是否真的了解……你已經幫了我一個大忙？

莎：我有嗎？

艾：我希望，藉由去除……催眠舞台秀……和許多其他……
　　試圖加在催眠的神祕色彩。

莎：謝謝你。

艾：我真的很感謝你。你現在完全清醒過來了嗎？

莎：嗯。

艾：很好。現在，你認為我們是否應該……請你和別人換個
　　位置。

莎：當然。

艾：好的。

艾：穿藍色洋裝的女孩。

　　艾瑞克森醫師要莎莉閉上眼睛、做一個深呼吸、再清醒過
來，結束了第四次的催眠後，再次和莎莉握手。這裡的握手動作
和前面的握手引導動作聯結在一起，艾瑞克森醫師在握手時「好
像（as if）」第四次的催眠沒有發生過一樣，而這個「好像沒有發
生過」的暗示，會讓莎莉感到第四次的催眠真的沒有發生過，而
引發了失憶的催眠現象，這是引發失憶很強力的技巧。

　　失憶是一項關於記憶可塑性（plasticity）的能力，艾瑞克森
醫師並沒有確認這次失憶的催眠現象，而是讓莎莉保留這次的經

驗，留待她在往後以某種間接的方式自己發現。這也是艾瑞克森醫師的風格，被催眠的當事人或許會在很久以後，才不經意地發現自己擁有這項能力，而當他發現時會很自然地重新想起這次的催眠經驗，並且會在心中迴盪一些時間，如此反而對當事人有更深刻的影響。

艾瑞克森醫師感謝莎莉幫忙，給予莎莉再一次的自我建立，將功勞歸於莎莉。最後詢問莎莉是否可以結束這次的示範並且換人，同樣得將決定權交給莎莉，結束了和莎莉的這次催眠示範。

接下來，艾瑞克森醫師將和一位困難的女性案主作催眠示範，他非常緊密地跟著她，並且非常精準地為她作催眠，在短暫的互動過程中示範可以呈現的催眠現象，同時又儘量提供對她的治療。傑・哈利曾說過：「有兩種抗拒催眠的方法，一種是不合作，另一種是過度合作。」這位女性就是以過度遵從（over compliance）來抗拒催眠。和上一位案主不同，她非常不合作，在示範過程呈現許多不一致的現象，這顯示她具有相當困難的人格。

艾：告訴我，你以前是否曾經進入催眠狀態？

女：我認為如此。

艾：你認為如此。

　　（伸手慢慢將她的右手抬起，同時保持和她的眼神接觸）

艾：之前是誰讓你進入催眠的？

女：亞諾夫斯基醫師。

艾：亞諾夫斯基醫師？他人真的很好。

女：我很享受。

艾：你很享受。

女：嗯。

　　艾瑞克森醫師以和莎莉相同的第一個問句和這位案主互動，而得到一個不確定的答案「我認為如此」，這個不確定的答案反映了她的懷疑和不願意承諾。艾瑞克森醫師仍然保持穩定的態度繼續工作，抬起她的手並且保持和她的眼神接觸，同時繼續和她對話，這麼做可以減少對抬手動作的注意，達到解離的效果。談論之前進入催眠的經驗，會自然地讓她再次進入催眠狀態。

艾：而你認為什麼時候你將為我進入催眠？

女：從我的手臂感覺的樣子，我想像我現在可能已經進入了。

艾：從你的手臂感覺的樣子，你可能已經進入了，就是現在。

艾：你的手臂感覺到什麼樣子的差別？

女：它刺刺的（It tingles）。

艾：它是單獨的（It's single），它和你分離了。

女：不，它刺刺的，是，它刺刺的。

艾：只是完全地單獨的。

女：不，不，它刺刺的。

　　我的手……好吧！現在，或許它是單獨的，

　　它似乎不像以前一樣那麼是我的一部分。

　　艾瑞克森醫師使用了一個含有假設前題的問句，這個假設前題是「你將為我進入催眠」，留給她思考的只是什麼時候。她

的回答同樣是不確定的，「我想像我現在可能已經進入了。（I imagine that I might be in one now.）」。艾瑞克森醫師接受了她的回答，並將她的話轉變成一個指令，「你可能已經進入了，就是現在。（You might be in a trance right now.）」。他將副詞now改為right now，同時加重說話的語調，以嵌入命令的方式把「就是現在」變成指令。

接著他詢問她的手臂感覺到什麼差異，她的回答是「刺刺的」，艾瑞克森醫師把她的話運用音韻聯結（clang association）改為「單獨的」，將她的意識混淆，造成她的困惑，並且作為解離暗示的指令。剛開始她反應了她的困惑，後來她部分接受了艾瑞克森醫師暗示的話「單獨的」，但仍然表現了她不合作的特質。艾瑞克森醫師得到她部分的合作，得以為接下來的工作鋪路。

艾：告訴我，你的眼睛是睜開的嗎？

女：睜得大大的。

艾：你確定？

女：現在我確定。

艾：現在你確定，還是那麼確定嗎？

女：是的。

艾：他們正在閉上嗎？

女：還沒。

艾：你確定？

女：是的。

在這一段艾瑞克森醫師讓她把注意力放在她的眼睛，預告接

下來即將發生的事。他問她眼睛是否是睜開的,她回答是睜得大大的。艾瑞克森醫師馬上丟出對她的懷疑,同時自己眨了一下眼睛,她很堅定地回答確定,艾瑞克森醫師繼續提出他的質疑,同時自己又再眨了兩下眼睛。她持續表示確定眼睛是睜開的,但開始慢慢地眨了好幾下眼睛,言語上展現不合作,肢體動作上卻又配合艾瑞克森醫師,再次顯現她不一致的人格特質。

> 艾:現在完全地。完全地……而且繼續完全地。
> 　　完全地閉上。完全地閉上,現在。
> 　　做一個深呼吸然後進入一個深層的催眠中。
> 艾:而在未來任何的催眠,不論是醫學或牙科的,
> 　　我希望你會完全地享受。
> 　　而我希望你絕對、絕對不要用催眠來娛樂別人,
> 　　而是教導他們,並且讓他們能夠更了解。

在她有眨眼的反應之後,艾瑞克森醫師開始說:「完全地,完全地」。這是會令人困惑的溝通,他是要她閉上眼睛還是進入催眠,他表達得並不清楚。她持續緩慢地眨眼,艾瑞克森醫師則有耐性地等待,直到她完全地閉上眼睛。「做一個深呼吸然後進入一個深層的催眠中。」是隱含原因的句型。接下來的暗示則一方面是關於催眠的醫學教育,另一方面又是對她的治療,希望她不要用催眠來娛樂他人。

> 艾:而你介意我談論你嗎?
> 女:不介意。

艾：這不會讓你清醒過來，是吧？

女：不會，當你在催眠時不會。

艾：當你在催眠時不會。但你可以對我反應，對嗎？

女：是的，我可以。

艾：而你周圍的一切似乎都非常的不重要，不是嗎？

女：是的，我只注意到你的聲音。

艾：你只注意到我的聲音。那就夠，真是這樣嗎？

女：噢，是的。

艾瑞克森醫師開始和她對話，詢問她這樣的對話是否會讓她清醒過來，接著艾瑞克森醫師藉由提到她可以對他反應，為之後的負性幻覺暗示做準備。在這段的對話中，她在言語上的回答是順從艾瑞克森醫師的，肢體動作看起來她像是在催眠狀態，但她說話的語調聽起來卻不像在催眠狀態，同樣展現她不一致的特質。

艾：因為我們在這裡是為了醫學的目的，要示範許多不同的事。

　　所以接著做一個深呼吸然後清醒過來，

　　獲得完全地休息、清爽，並且充滿活力。

艾：你仍然認為你是完全清醒的？

女：嗯，不，我不認為，我無法將手放下。

艾：你無法將手放下。

女：不行。

　　艾瑞克森醫師得到她在不同層面的反應，所以說「示範許多不同的事」。而在請她完全清醒過來時，她卻說她的手放不下來，所以無法完全清醒過來。她在抬手的部分合作，但在清醒的部分不合作，又是不一致的表現。

> 艾：你的意思是你的手仍然是睡著了？
> 女：是的，它睡著了。
> 艾：讓我們改變一下。
> 　　讓我們叫另一隻手睡著，
> 　　感覺如何？
> 女：感覺另一隻手現在睡著了。
> 艾：感覺另一隻手睡著了。
> 女：嗯。

　　當她讓右手停留在半空中來抗拒艾瑞克森醫師，艾瑞克森醫師做了個小改變，他抬起她的左手停留在半空中，而讓她的右手放下來。她繼續抗拒艾瑞克森醫師，但做了小改變。這樣的原則可以用在治療強迫症。當強迫的症狀存在時，通常是無法要求強迫症狀停止的，但是讓強迫症狀做微小的調整常常是可能的。例如：強迫症狀是數數字時，我們並不需要停止數數字這個症狀，而可以改用台語、客語、英語，或日語來數數字，如此，強迫的症狀並沒有停止，但是已經獲得控制，並且有了小改變，而這個小改變持續一段時間之後可以再做另一個小改變，最後強迫的症狀就可能得到控制或痊癒。艾瑞克森學派對於心理治療的定義是，改變習慣的行為模式，而這個改變不一定是正面的。

133

艾：你的眼睛完全清醒嗎？

女：是的，我認為它們是。

艾：你認為它們是？

女：嗯。

艾：你確定？

女：現在我確定。

艾：開始有懷疑？

女：嗯，這種事你總是會有懷疑。

艾：你總是會有懷疑。

　　而所以當醫生說：「我懷疑你是否會痛。」

　　你的反應是什麼？

女：我不知道，我不怎麼會痛。

艾：這不是很好嗎？

女：我認為這太棒了。

艾：這就對了。而即使你的牙醫治療你的時候，你將不會痛。

　　艾瑞克森醫師使用了她的話「清醒」來問她，而得到的仍然是不確定的回答，於是提到了她的懷疑，她的回答是「這種事你總是會有懷疑」。艾瑞克森醫師不只接受了她的懷疑，還放大了她的懷疑「你總是會有懷疑」，並且重新架構了懷疑，醫生會懷疑她的疼痛，把懷疑從原本具有的負面意含轉變為正面意含，疼痛變得不那麼嚴重，可以是舒服的。她對於這個突來的問題，一下子不知如何反應，沒有針對問題而做了一個不肯定的回答「不怎麼會痛」，艾瑞克森醫師也接受了，並且提供了正面情緒的聯結，她的回答就變成比較肯定的「我認為這太棒了」，艾瑞克森

醫師再將它擴大到牙科治療的止痛暗示。

　　艾：順道一提，只有我們在這裡嗎？
　　女：不是。
　　艾：你看到其他人嗎？
　　女：不，現在我沒有。
　　艾：只有我？
　　女：是的。
　　艾：這樣足夠了嗎？
　　女：現在是的，是的。
　　艾：現在就足夠了。

　　艾瑞克森醫師完成止痛的暗示之後，突然又回到之前提到的負性幻覺，這個突然的問句會造成意識的困惑，而她的第一個回答並不同意艾瑞克森醫師。他進一步測示她的可塑性，並局限在視覺的負性幻覺，她這次則附和了艾瑞克森醫師負性幻覺的暗示，但她的表情顯示似乎並沒有出現負性幻覺，但艾瑞克森醫師接受了她的反應，並以「現在就足夠了」作為這一段的結束。

　　艾：現在閉上眼睛然後做一個深呼吸，然後完全地清醒過
　　　　來，完全地。
　　女：當我無法將手放下時，我如何完全地清醒過來？
　　艾：當你無法將手放下時，你如何完全地清醒過來。
　　　　你知道你的手臂是完全的一部分。
　　女：現在我認為我醒了。

艾：現在你認為你醒了。

　　你知道你能和我合作真是非常非常的好。

　　最後艾瑞克森醫師要她完全地清醒過來，而她睜開眼睛但左手仍停在半空中，並且笑著說：「當我無法將手放下時，我如何完全地清醒過來？」艾瑞克森醫師也笑著回答她：「當你無法將手放下時，你如何完全地清醒過來。」並告訴她：「你知道你的手臂是完全的一部分。」然後就往後坐下，用右手撐著臉、微笑看著她的手，耐心等待她把手放下，創造一種非語言的期待，當她的手放下一點他就微笑，最後她終於把手完全放下，艾瑞克森醫師和她一起輕鬆地笑了。

　　確認她醒了，艾瑞克森醫師告訴她「你能和我合作真是非常非常的好」。雖然她只是部分地合作，他指的是她在她的能力範圍之內和他合作，讓她對自己感覺良好，保有自我價值。

　　艾瑞克森醫師對於催眠的定義是很有彈性的，而在以上的示範中，他藉由與案主互動的催眠過程引發案主許多反應，讓案主經驗自身不同的能力，進而打破原有認知、意識，和行為的固定模式，發現自己的彈性和可塑性。

　　本段催眠引導過程的錄影由艾瑞克森基金會（The Milton H. Erickson Foundation）發行，並由傑弗瑞・薩德博士講解，是學習艾瑞克森學派催眠及心理治療很重要的教材。有興趣的讀者可向艾瑞克森基金會訂購。

　　艾瑞克森基金會的網址：http://erickson-foundation.org/

【第七章】小兔子呼呼
（Little Bunny Phoo Phoo）治療

　　本章我們將研究傑弗瑞・薩德博士的一場臨床示範，由薩德博士本人評論。DVD由艾瑞克森基金會（The Milton H. Erickson Foundation）發行，有興趣的讀者可向艾瑞克森基金會訂購。

　　評論：這次示範會談是1995年在拉斯維加斯舉辦的心理治療演化會議當中進行的。包括我在內的講師群，給我一個機會進行一個小時的臨床示範。病人是參加會議的治療師。

　　在此之前，我對於這個病人一無所知，她在這次會談開始之前不久，才自願成為示範的病人。會談進行的會場有七千個座位，原本是舉行拳擊比賽的場所。大約一千人出席這場親密的心理治療示範。

　　病人卡蘿，一位中年女性，表示她想要停止「咬指甲」的壞習慣。但是，就如我們會看到的，這並不是簡單的習慣問題。

　　治療一開始，卡蘿坐在自己的手上。

　　傑夫（傑弗瑞・薩德）：好的，卡蘿，你自願參加本次臨床示範是因為你有的這個問題，即使現在你好像也正隱藏著。請告訴我，你需要完成的是什麼？

　　卡蘿：我不是很確定我需要完成的是什麼，但明年我將要在

會議中報告，這讓我很緊張。

傑夫：那是國外的會議嗎？

卡蘿：是的，而它本身就讓我感到非常焦慮。我總是在隱藏，我對我的指甲感到羞恥。它是一個習慣，我已經嘗試了好多年要把它戒掉。它象徵某件事，而我持續對它努力，而我不知道該拿它怎麼辦？

傑夫：你如何對它做努力？你做過治療嗎？

評論：卡蘿來到舞台上，表示她有一個習慣問題。我詢問她過去的治療經驗，使用的是來自於我在精神研究機構的短期治療中心（Brief Therapy Center of Mental Research Institute）訓練時學到的風格：如果你知道過去的治療行不通，你就知道不要做什麼。

卡蘿：我對它做過EMDR（Eye movement desensitization and reprocessing，眼動減敏與歷程更新），一點點。我已經做治療十來年（umpteens years）了。我做過一些完形工作。但是這是我生命中，讓我能夠說自己是完整和正常的最後一件事。

傑夫：然後你就麻煩了。如果你把這個治好，你就沒有任何藉口了。

卡蘿：對的。

傑夫：你就被困住了。你從此會過著幸福快樂的生活。

評論：我這麼說是為了降低緊張，當時我們兩個都相當緊張。

卡蘿：對啊！變得很有生產力、很健全之類的。幫助很多人。

傑夫：然而你的感覺是你一直掛在這兒。

卡蘿：我被它煩死了。它就好像是阻止我前進的最後一件事。它把我搞瘋了。而我想它正是像我媽一樣仍然陰魂不散，或是我仍然緊抓著我媽的嘮叨不放。

傑夫：你的意思是？

評論：讓我們思考卡蘿的「姿勢」，她重視的是：（一）重視精神動力觀點的洞見，例如她描述「仍然緊抓著我媽的嘮叨不放」。（二）她顯得比她的生理年齡來得年輕，例如她談到已經治療「十來年」（ "umpteen" years）。（三）她說話時使用了許多隱喻。（四）她的認知風格是馬賽克式、而非線性式的。（五）焦慮是一個明顯的問題，她的談話瀰漫著焦慮。

卡蘿：好像，我可以折磨自己。我可以用一些我犯的過錯把自己逼瘋，真的感到羞愧，感到非常害怕。它總是讓我感到羞愧。

傑夫：你成年之後，讓指甲生長最久的時間有多長？

評論：這是一個有趣的問題。它以正向的語言陳訴，而且有一點大膽。我假設她自己有一個解答，我對吸煙者或任何形式的成癮者都可能問同樣的問題。

卡蘿：我不記得，幾年前，我也不記得當時發生什麼事了。

傑夫：而你把指甲長得很好。

卡蘿：它是正常的，我就像個淑女。

傑夫：而你讓它們維持正常多久？

卡蘿：大約兩年，或是三年。在我人生不同階段，我真的做
到了。

傑夫：讓我們從另一個方向考慮，讓我們說有一種快感，有
某種內在的快感是你會得到的……

卡蘿：一點快感都沒有。

評論：當我詢問她內在的快感，我正在思考一種我用在不同
成癮問題的可能治療。任何從這個習慣獲得的快感，或許能夠藉
由催眠重新創造出來。我可能有辦法找到一個催眠替代品。或許
我可以教她自我催眠，讓她找到同樣的快感。或許我可以找到一
個替代行為，讓她從中找到同樣的快感。

接著，我改變我的「姿勢」，變成小王子的姿勢。在聖修伯
里（Antoine de Saint-Exupery）的書中，一旦小王子心中有一個問
題，他會繼續問這個問題直到獲得答案。事實上，它不是一個建
設性的選擇，因為雖然我繼續問這個問題，卻得不到更多有價值
的資訊。很多時候，小王子策略會引導出治療方向。有時，我得
到好的反應。這次，我的台詞變成死胡同。它沒有價值，但並不
干擾治療。我仍然建議我的學生重覆詢問重要的問題，而不要接
受最初的答案，通常可以得到好的反應。

傑夫：沒有快感？如果我們說有的話，那個快感會是什麼？
你怎麼做的呢？你怎麼咬指甲？

卡蘿：像這樣，把它們撕下來。

傑夫：用撕的，不是用咬的。

卡蘿：有時候，用撕的，用咬的。

傑夫：那個快感是什麼？

卡蘿：我想那真是我的焦慮，我有巨大的恐懼，好像是地底下的小溪。

傑夫：而某部分的你會想到，或許它暫時像一條小溪……

卡蘿：它真的是一條小溪。

評論：這是一個啟發，我常會使用的小花招，減少圍繞著問題的情緒。「所以，某部分的你認為它稍微減緩了些。」相對地，我常加強正面的情緒。如果卡蘿告訴我：「我感到舒服。」我會回應她：「你感到非常舒服。」如果她告訴我：「我感到焦慮。」我會說：「某部分的你感到焦慮。」這個模式是減少負面情緒，增加正面情緒。

……它不是低調的小溪，它像是湍急的溪流。我學會隱藏得非常地好，所以大部分的人甚至都不會注意到，但是我知道。

傑夫：你認為在這撕裂的機械動作中存在著任何快感？

卡蘿：我並沒有察覺。可能撕裂讓我感覺良好。我想要撕裂很多人，而那真是不乖（a real no-no）。

評論：「真是不乖」是一個像孩子般說話的例子，小女孩的行為。注意，我們從一個咬指甲的「小」問題開始，突然一個源

自於人格的複雜議題浮現。

同時，她更多的人格面向變得明顯：她傾向誇大，還有她的小女孩行為。簡言之，這些面向有許多可以在本次治療中操作的。我的啟發是：停留在症狀上。遵循艾瑞克森的建議，症狀就像是水壺的把手。症狀不是症狀，但就像是水壺的把手。如果你想要操弄水壺，你需要操弄把手。所以，即使許多事情正進行着，我會待在症狀上，而試著不被浮現出來的大量材料壓垮。

傑夫：怎麼說？

卡蘿：好的，惡劣是不好的，而我必須是好的。並不是我必須是好的，我想要是好的。我喜歡是好的，而我樂於喜歡別人。事實上，我喜歡愛別人，所以想要撕裂這部分的我對我是不好的。

傑夫：好的，你剛剛談到在維也納報告的事。為什麼它如此重要？維也納的報告是什麼時候？

卡蘿：七月。

傑夫：你還有很多的時間。而為什麼如此重要，在此之前你必須治療好？

評論：突然，我問到一個貼切的問題，一下子她被強烈的情緒籠罩。

卡蘿：我現在感覺非常恐慌。

傑夫：你往前想到七月在維也納，而然後你開始——不再平靜，你也很擅長隱藏那個恐慌，因為我差點也沒有真

正注意到。

卡蘿：我的心臟跳到快瘋了。它代表勝利的完成……我發現我在大戰的時候開始咬指甲。你知道當時我們離開歐洲，我是大屠殺的倖存者。我發現那是它開始的時候，戰爭期間炸彈一直轟炸。十分的恐怖，而我去年重新經歷那樣的恐怖，而從那時候開始咬指甲完全失控了。

傑夫：有什麼？我沒有聽清楚？

卡蘿：去年。

傑夫：你如何重新經歷？

卡蘿：我重新經歷，因為我去了荷蘭，我去了安妮‧法蘭克博物館（the Anne Frank Museum），那天下午我去庫肯霍夫花園（Keukenhof Gardens），它是……然後他們……（卡蘿鬆開她的圍巾）

傑夫：你讓自己舒服點很好。

卡蘿：他們偷了我的護照、機票，和我的錢，我找不回來。因此我焦慮發作了，而我有點像是經歷了小時候的經驗。我重新經驗了啜泣和驚嚇。因此我瞭解我的父母走過的艱難時刻，而原諒他們，因為他們無法取得護照無法離開。去維也納，也是我的家人被抓進奧斯維茲集中營（Auschwitz）的地方，和所有一切。所以這一切結合起來，不再咬指甲代表著征服、征服某件事、征服我經歷的。而如果我無法完成，我將會失敗，而我將會……我不知道。我可能會死在奧斯維茲集中營……或是之類的。也許我將會是一個……我不

143

知道。

傑夫：好的，我會把你治好。

卡蘿：太好了，別走。

傑夫：不，我不會走。我保證把你治好。某種方法將毫無疑
　　　問地，讓你處在一個你絕對不想撕你的指甲的情境。

卡蘿：那聽起來很棒。

評論：我「保證把你治好」。現在有一個問題，我真的可以嗎？我們的治療只進行了10分鐘。

卡蘿呈現馬賽克式的大量材料。精神分析師可以對她呈現的所有材料作五年有趣的詮釋。在這樣大量焦慮的個案，我的啟發是親切但堅定而有指導性。因此我嘗試形成一個「骨架（spine）」好讓這個人在周圍可以感到穩定。

接著，我加入戲劇性事件，我「保證把你治好」，但我將它擺在一邊，我不直接給她。我在打地基，創造期待，我在建造一齣戲。如果我知道治療往哪裡走，我可以是戲劇性和策略性的，建造分段的步驟。我的方法有點像下棋：我們已經開場，而我宣告了結局。現在，我只是建造通往結局的步驟。

為什麼我可以這麼做？這是因為信心（faith）的啟發。治療師的位置可以是無條件的信心。有兩種信心：信心一和信心二。信心一：我知道在她的歷史存在著資源，我對卡蘿有信心。她已經告訴我兩年的時間她可以不撕指甲。因此，我有很好的理由擁有信心。

信心二是我有信心不論她給我什麼，我都能夠適當地善用。我可以善用她孩子般的風格；我可以善用她是猶太人；我可以

善用她的焦慮；我可以善用她的隱喻風格；我可以善用她的馬賽克風格。她有什麼我就善用什麼。我當治療師的位置，我嘗試和病人溝通的是「當然你可以改變」，或「當然你可以適當地調適」。我正企圖大膽的一次治療療癒（one-session cure）。而且，為什麼不行？聽著卡蘿在一大群觀眾面前揭露她的生命，還被錄影。她在舞台上對著上千個治療師揭露自己。如果她可以冒那樣的危險，我也可以冒類似的危險。

　　我告訴她保證把她治好，我好像有這麼一個方法。我還沒有真正成型，我只有一個大概的想法。但我有信心能夠將那個想法建造成一個治療。

傑夫：等會我會告訴你。首先，就你告訴我的總共有三個部分，而因為你是非常聰明而且有洞見的人，讓我們花一些時間直接談談。有一條地底下的小溪，是你一輩子都在應付的。

卡蘿：是的，一直是。

傑夫：而那是我們可以努力的。

　　　有一個撕裂是你一直在做的，而那是我們可以努力的。然後，還有一個傾向，是你想要有大的感覺，而那是我們可以努力的。

卡蘿：聽起來很棒。

傑夫：所以，不知怎麼的，其他那兩部分——地底下的小溪和大的感覺，它們在你心中糾結在一起，成為你一直在做的撕裂的部分？我正在問你。

卡蘿：是的，因為它是如此強烈。

傑夫：什麼如此強烈？

卡蘿：我的任何感覺都是如此強烈，所以一種我可以控制強度的方法就是撕裂——不管什麼。

傑夫：這個當下你做了什麼？因為這是一個強烈的情境。我們正處在一個不尋常、或許棘手的情境，你現在如何控制那些強烈的感覺呢？

卡蘿：事實上，我放了一個泡泡在我們周圍。

傑夫：哇！真了不起！

卡蘿：一個小房間，沒有其他的人在這裡，除了你和我。那很好，我感覺很棒。

傑夫：多麼聰明！

卡蘿：我們好像在一間小聖殿裡。

傑夫：我想要再多一點瞭解。當你征服咬指甲，而這個習慣源自於早年在歐洲，當時一個聰明的小女孩遭遇龐大的強烈情緒，不知道該怎麼辦，結果她改不掉這個撕裂的想法。而你將它帶到長大成人之後。

卡蘿：它是過時的，那就是所有的問題。完全過時的，而它把我搞慘了。

傑夫：它是過時的，但感謝上帝，有這些過時的問題。因為如果病人沒有將過時的問題帶到現在，你我都得找一份正當的工作過活了。

卡蘿：你說的對，那是事實。但它仍然是個困擾，它真的是我生命的一大困擾。

傑夫：而有一個拉力讓你坐在你的手上，讓你的姿勢很笨拙。

卡蘿：……而總是在隱藏，好像我有一塊總是需要隱藏起來。那是我一直在做的。

傑夫：你覺得你應該如何克服這些？撕裂是你應該慢慢或逐漸克服的？或是你應該突然克服的？

卡蘿：快速。快速地完全放棄，如同我可以跳入全新的系統。

傑夫：但它將是一種很棒的驕傲感覺。

卡蘿：噢，天堂，就像地球上的天堂。

傑夫：也許雖然如此，而你逐漸克服它也是可以的。

評論：我就像舞台導演。在我的舞台上，我需要道具來執行戲劇。此刻，我正在裝飾舞台，把「玩具」放在位置上建造戲劇。因為我知道往哪裡去，我有許多機會裝飾舞台。一個機會是她可以逐漸克服她的問題，所以我要那個想法放在她的舞台上。接著，我快速轉換到另一個道具。

傑夫：你知道，這有點奇怪。也許是另一個習慣的比喻，像過度飲食。如果你在這裡過度飲食，結果要付出代價，但你在很久之後才付出代價。你不必立即付出代價，因為你有機會得到立即獎賞，過度飲食的滿足感。但你必須稍後付出代價，在第二天或數週後，你看著鏡子或穿衣服的時候。

評論：代價的想法是另一個我做治療需要放在舞台上的玩具。如果代價距離問題很遠，會很難停止那個習慣。

卡蘿：我也有了。

傑夫：我認為那也是相同的，否則你從小溪獲得立即的解放，但結果在之後付出代價。

卡蘿：對的。

傑夫：而我要建議的是有關我剛才談到的保證治好。我們可以做的其中一件事，是我們可以改變，讓撕裂和代價的距離縮短。

我在想的是，有些方法來調整行為，你可以用獎賞、處罰和忽略來調整行為，不再增強它。某種原因，你的問題經過時間已經有點結晶了，凝固了。就像鑽石，非常堅硬。然而，如果我們加入某個東西、小小的技巧，在正確的面向，它就會破裂，你就可以自由了。但也許首先需要改變的是你的沒耐性。你是這麼沒耐性，想要馬上完成。

卡蘿：那會是夢想成真。

評論：我在舞台上放了更多的道具：我們可以改變增強物或是加入處罰。

傑夫：而我可能建議你的是我們可以做些事，幫助你比較緩慢地改變。在我們那麼做之前，我要你從另一個方向思考。如果我要你給我五個聰明的藉口——適用於卡蘿的藉口——五個聰明的藉口來撕下一小塊指甲。而你不只會撕指甲。

評論：這是關於習慣的好問題，給我五個抽煙的好藉口，給我五個喝酒的好藉口，五個用藥的好藉口。所以用這種方式，你把辯解的基礎暴露出來，這個人必須公開地把壞習慣的辯解大聲說出來。如果他們把辯解說出來，他們會聽到它有多麼愚蠢。如果他們在腦海裡說，他們不會瞭解他們的辯解是愚蠢的。但是當他們公開地大聲說出來，他們將會瞭解他們的辯解有多麼的荒謬，這是我希望的。所以它是一個令人陷入困境的技巧。如果你讓辯解公開，就很難辯解。

傑夫：那很可怕，呵，我往前，你就退縮……

評論：我觀察著她的非語言行為，所以我說我往前你就退縮。我要她瞭解，我非常密切地觀察，而我甚至注意到眼角餘光看到的細節，例如：我談到她破壞了指甲生成組織。

傑夫：撕裂的五個聰明藉口。不僅是指甲，你還把表皮往下推，是吧？剛才我看了一下，看起來你好像做了些……

卡蘿：好吧，我做的是，把它們往下推讓它們看起來長一點。

傑夫：你做的是破壞一些指甲生成組織，因為你的指甲上面有一些隆起。
　　　所以，什麼是合乎你的智慧的四或五個聰明的藉口，可以撕下一小塊指甲？你會在腦袋裡說什麼辯解你那麼做？

卡蘿：不夠。

傑夫： 不夠什麼？

卡蘿： 撕得不夠。

傑夫： 好的，另外的藉口是什麼？

卡蘿： 我不懂你說的藉口是什麼意思？

傑夫： 你如何辯解？我的想法是：你自由了兩年，那兩年你
　　　 是個淑女。你為了這個問題做了些事，而過了兩年，
　　　 不知怎麼的你又失去了。

卡蘿： 我的生活變得太好了。

傑夫： 好的，所以那可以是你撕裂的藉口，我的生活變得
　　　 太好？

卡蘿： 噢，我懂你的意思了。

傑夫： 我想要確認……

卡蘿： 我的生活變得真的很好。

傑夫： 那如何成為撕裂的藉口？
　　　 讓我們把它當真。

卡蘿： 我不應該擁有那麼好的生活。

傑夫： 堪那候拉（Kinehora）？

　　評論：「我不應該擁有那麼好的生活」，而我說「堪那候
拉」。這到底在做什麼？我對她說猶太話，因為舞台上的一個
玩具是她必須知道我是猶太人。她終究要知道，但我要她毫無
疑問，所以我說了一個猶太話的成語「堪那候拉」，那是一個迷
信。當我的祖母還在世的時候，如果她說：「我的孫子做得很
好，他是個成功的心理師」，她就會接著說：「堪那候拉」，在
手指頭間吐口水，而這麼做的意義是不會招惹惡毒的眼光（evil

eye），壞事就不會發生。

所以我必須讓她知道，同時藉由將它變成舊世界、老一輩的迷信，以減輕那個信念。現在，請注意，我的姿勢改變了，剛開始我很穩定，我問她問題。現在，我掌控治療，引導治療的動向。這是一個艾瑞克森學派的姿勢。我掌控、我發動、我引導治療的方向。

卡蘿：堪那候拉——美好的生活。

傑夫：給我另一個藉口。

卡蘿：它讓我無法前進，它讓我失敗。上帝禁止我完全地成功，百分之百地。

傑夫：堪那候拉。好的，還有呢？給我另一個藉口。

卡蘿：上帝禁止我太性感或有女人味。我媽真的會瘋掉。

傑夫：所以這讓你保持謙卑，不讓你太優秀……

卡蘿：那是個好的轉折，讓我謙卑。哇！讓我失敗，讓我謙卑。

傑夫：讓我們很快地做點事，因為你有完形治療的經驗，可以扮演這個部分嗎？可以嗎？

卡蘿：嗯。

傑夫：我們這裡多一張椅子，就用它吧。讓我們說我們把卡蘿的指甲放在這裡。我們把撕裂者放在這裡。這是撕裂你的部分。我要你做的是，換個位置，過來坐在這裡。扮演撕裂者。在那個位置上誇大點。我要撕你的指甲，我要讓你謙卑。噢，你確定要她那麼靠近嗎？

卡蘿：是的，我要她在附近……

評論：兩個啟發在這裡進行著。一個來自弗利茲・坡茲（Fritz Pearls）關於焦慮症啟發，這個啟發是：如果你處在恐懼中，就扮演那個恐怖分子。如果你感到恐懼，就扮演那個恐怖分子。做關於怪獸噩夢的孩子，我都會和他們這麼做，我讓他們扮演怪獸。如果人們感到嚴重的焦慮，並處於受害者的位置，我讓他們扮演加害者。扮演令你恐懼的部分。如果這個人害怕飛機，扮演令你恐懼飛機的部分。

啟發二：誇大。所以如果她是一個恐怖分子，我要她誇大那個部分。畢竟她已經很會誇大了，所以不會太難。然後她做的是把卡蘿移近一點，是吧？她把椅子拉近一點。

此時，我不喜歡，因為我的心態是建立距離。我錯了，建立距離是錯誤的治療。所以她把它移近，而當她那麼做，我說：「你確定要那麼做？」我的心留在當下糾正了我的錯誤。她說：「是的」，所以接著我回到誇大的啟發，而我說「好的，讓我們把它移得近一點」，我把椅子拉得更靠近。即使我有錯誤的想法，我能夠停留在誇大的啟發。我並不知道它是否能幫助我，我不知道它是否會引向一個解答，我只能試試看。

……我要撕裂你，你絕對沒有權利在這個世界上變偉大，做一些重要的事。我將會阻止你，你沒有權利變得那麼有女人味。我將會把你撕爛，我將會把你撕爛，我將會把你撕爛！

傑夫：好的，停下來看一看。過來這裡。做卡蘿。對她回應。

評論：再一次，我嘗試放置界限、結構，錯誤的想法。

卡蘿：（講話音量變大）你不會把我撕爛，你不會的。我將
　　　會和你奮戰到底。

傑夫：你那麼說的時候，把腰桿挺直。

評論：「你那麼說的時候，把腰桿挺直。」另一個小花招。
我不要她在小女孩的位置那麼說，我要她在一個賦能的姿勢那麼
說。所以我要求她在一個賦能的姿勢再說一次。

卡蘿：我想要把這個部分擊退。我要和你奮戰到底，你不會
　　　得逞的，你不會得逞的。

傑夫：再一次，大聲一點。

卡蘿：你不會得逞的。你會一次又一次的嘗試、嘗試、嘗試，
　　　再嘗試。你可以把我推倒十次，但你不會得逞的。

傑夫：你小時候講的母語是什麼？

卡蘿：法語。

傑夫：用法語說。

評論：「用法語說」，這就好像改變歷史。從退化的位置，
她得以經驗賦能，「用法語說」。我不懂法語，我不知道她會說
什麼，但我要她從賦能的位置說出來。

卡蘿：（用法語）我不知道怎麼說才對。

傑夫：我有感覺了，那才是重要的。回來這裡。

她說：「我不會讓你得逞。」

你的回應是什麼？

卡蘿：（用法語）

傑夫：用英語告訴我，你對她說什麼？

評論：糟糕的想法！我可以犯那麼多的錯誤而仍然把治療做好，多麼棒啊！她沒讓我的錯誤阻礙她。我有結構和界限的想法。我試圖讓賦能的部分用法語說話。我試圖在界限後面讓迫害者變弱。它是個錯誤的想法。她知道她需要用法語說，而幸運地，她繼續了，而幸運地，我讓路了她可以繼續。現在，如果你懂得法語，你會瞭解她說什麼，我要在後來才瞭解她說的有多麼嚴重。

卡蘿：你不可以做你想做的事。

傑夫：我要把你撕爛。好的，幫她填完這個句子。我要把你撕爛，除非你……

現在請你用英語。

評論：錯誤的想法！但是瞭解迫害者這個部分的正確想法。這麼做，我有重新架構的機會，因為我將會詢問內在迫害者：「我要把你撕爛，除非你……」，而通常會發生的是，那個人會說：「……除非你變強壯」，「……除非你勇敢地面對我」，然後我可以重新架構迫害者的正向意圖。所以那是我要去的地方，我認為，嘗試找到正向的意圖，就像我們在神經語言程式（NLP, neuro-linguistic programming）所做的，但我只是以完形的觀點這

麼做，因為我熟悉完形治療。我已經做了好幾年的完形治療，而
她也是。

> 卡蘿：說英語。我會繼續把你撕爛除非你放棄。
>
> 傑夫：再試一次。我會繼續把你撕爛除非……，看還會出現
> 　　　什麼。
>
> 卡蘿：我會繼續把你撕爛……我會繼續把你撕爛除非你，我
> 　　　不想說那個字，除非你死……

評論：「除非你死」。好的，回到我重新架構的想法。當
你有想要你死的內在部分，我看不出任何重新架構的可能性。現
在，我必須發明一個新的想法。

> ……我會繼續把你撕爛除非你死。
>
> 傑夫：好的，請回來這裡當卡蘿。
>
> 卡蘿：你絕不放棄。你絕不放棄。你將不會獲勝。你將不會
> 　　　獲勝。你會試著把我撕爛、把我撕爛，但你將不會獲
> 　　　勝。你總是陰魂不散。你已經和我戰鬥這麼久了，而
> 　　　你將不會獲勝。
>
> 傑夫：用法語再說一遍。你將不會獲勝。
>
> 卡蘿：（法語）我不知道怎麼說勝利。
>
> 傑夫：好的，卡蘿，這麼做。請過來站在那裡一會兒。很
> 　　　好。以治療師卡蘿的角色想想這兩個部分。思考這兩
> 　　　個部分一會兒。然後告訴我，你會怎麼分配能量。如
> 　　　果有百分之百的能量，它會是六十比四十，或是七十

　　　　比三十，或是五十比五十？你會如何分配這兩個的

　　　　能量？

卡蘿：這個不能那麼大聲；這個要大聲一點。

傑夫：所以給我一個數字，你會如何分配能量？

卡蘿：九十比十。

　　評論：現在我是勝利者。我已經做這個工作十年了，而我從來沒有遇到任何人說九十比十。九十比十是你可以得到最好的結果。然後，我們扭轉了形勢。

　　現在，至此你看到了多少個傑弗瑞‧薩德，而不只有多少個傑弗瑞‧薩德，你還看到多少位我的心靈教父。你看到了弗利茲‧坡茲；你看到了巴布‧葛丁（Bob Goulding）；你看到了米爾頓‧艾瑞克森；你看到了瑪麗‧葛丁（Mary Goulding）；你看到了卡爾‧羅傑斯（Carl Rogers），你看到了史蒂夫‧笛薛茲（Steve De Shazer）的刻度問題（scaling question）。

　　你看到了這麼多大師都來了。所以我甚至不認為自己是艾瑞克森學派治療師。我的腦袋裡有許多的聲音。我曾經是精神分析師，我的一位精神分析督導也在場，一位我在碩士課程的治療老師透過我說話。我的腦袋裡有這麼多有趣的聲音，某些幼小的想法出現；而我可能只是跟著它們，因為我信任我腦袋裡的那些聲音。

傑夫：請回來坐在那裡。

　　讓我們暫時把她拿走。

卡蘿：但她真的拿我沒轍了，因為九十比十。她就像卡斯特

的最後一擊（Custer's last stand）。

評論：「卡斯特的最後一擊」是一個美國成語，它是真正的最後一役。

傑夫：你介意我把她移走嗎？或是你要自己來？

你的感覺是什麼？當我在聽的時候，我想到了莎士比亞。

這個部分喧嘩又騷動（sound and fury）。

評論：現在，我們有米爾頓・艾瑞克森，而正常的時候我是非常線性、講求方法的人；而當我和她在一起時，我變得馬賽克式。突然，我談到莎士比亞，而我對她說：「當我思考這部分的時候，我想到莎士比亞。它喧嘩又騷動。」

現在，這是我說改變聯結網絡的意思。我正為那百分之十提供一個新的聯結。它不再是蓄意謀殺的，它喧嘩又騷動。同時，我知道台詞而她不記得；但每一個說英語、聰明、受過教育的人，都知道莎士比亞的台詞：「它喧嘩又騷動」是一個白癡說的話，一點都不重要。

現在，我不會告訴她剩下的台詞：當我聽到那個部分，我想到了喧嘩又騷動。我知道這是個催眠後暗示，因為我知道將來的某一天，她會接觸到完整的台詞。而當她接觸到了，突然，治療又會回到她的身上，治療又會再度出現，而因此她將會做出新的連接。

所以我帶著意圖這麼做，我給建議時這麼思考它，而我對它

放了一隻病毒。這是一個小改變，一隻小小的電腦病毒，會改變她對那個內在苦難的觀感。我定義它是「喧嘩又騷動」。如果我可以做一個小改變……

卡蘿：喧嘩又騷動，因為它失去戰場。

傑夫：讓我們思考一下子——你和我用一種有創造性的方式。讓你和我做些思考。如果我們說，五個月、五年，或更久之後，那百分之十演化了，用某種方式，她成熟、成長，而且擴展成另外的某個東西。你想她會演化成什麼？暫時，我們只是將她放在一邊……

評論：這是一個有趣的想法。它信任那個幼小的想法，我們暫時將她放在一邊。讓我們將她演化成另外的某個東西。這就像神經語言程式，我試圖重新架構，用你有創造力的部分，思考那個嘮叨會如何演化。接著，麥克風出現回音（feedback），我是米爾頓·艾瑞克森，我善用，而我開了個小玩笑：「得到正面回饋（positive feedback）是很棒的。」所以我不會被房間內的技術問題干擾，而是善用它。

傑夫：你想像自己會是什麼。使用你的創造力，你知道創造泡泡的部分。你會如何想像她演化成某種有用的東西？

卡蘿：我對喧嘩與騷動有個好笑的幻想，那是個遊行。你知道的，就像第五大道的遊行，當我到維也納的時候，他們在遊行中打鼓唱歌。我在維也納是個指揮家。

傑夫：指揮家，我喜歡。

卡蘿：維也納的指揮家。

評論：我認為那是個很棒的時刻，因為我有勇氣善用那個聲音，而她也善用了，但是在潛意識中，而那正是我要的。我讓這個部分演化成指揮家，可以在遊行中帶頭，它是個影像，一點都不合邏輯，但我願意和它繼續下去。

傑夫：讓事情簡短些，幫我個忙。如果我的理解是正確的，告訴我。我們可以這麼理解嗎？那百分之十以撕裂的方式讓我們知道她的存在。我們可以說，那百分之十的行為指標是你開始撕裂，那代表她又出現了。

卡蘿：噢，沒問題。你說的對，我瞭解你的意思。

傑夫：而在那個時候，你想要維護你的百分之九十，而同時你想要她演化成某種有潛力的指揮家。但這個當下，暫時性的，我們可能需要某個東西來幫助你，一個小的人工恆溫控制，以防你衝得過頭，太過情緒化了。待會兒我會回到那個部分，而我會再回到那個部分，為了保證把你治好，一個幫助你的輔助性方法。
但我的心裡有另一個想法。

卡蘿：我愛那個喧嘩又騷動，我認為那是最棒的。哇！

傑夫：好的，我有另一個影像。

卡蘿：哇！那是如此的美好，因為那真是喧嘩又騷動。你知道的。我不會再帶著一大堆喧嘩又騷動地撕裂自己。我愛那個。

傑夫：好的，我有另一個想法。而也許我可以要求觀眾幫我

們一點忙。因為我不只有喧嘩又騷動的影像，我還想到我女兒……

評論：突然，我想到我女兒。所以，我讓這個嘮叨變成喧嘩又騷動，我可以演化成指揮家，現在我想到我女兒；完全地馬賽克，和平常的我相較。

……而我想到了一首兒歌，而它是這麼唱的，要帶點動作。它是這麼唱的：「小兔子呼呼跳過了森林，挖起了田鼠，敲了他們的頭。好仙女下凡了，而她說：小兔子呼呼，我不想看到你，挖起了田鼠，敲了他們的頭。」

評論：啊！你知道這首兒歌，不是嗎？小兔子呼呼治療。所以這是一首愚蠢的歌，它收錄在迪士尼的「愚蠢歌（Silly Songs）」錄音帶，而它是關於小兔子。小兔子呼呼跳過了森林，挖起了田鼠，敲了他們的頭。好仙女下凡了，而她說：「小兔子呼呼，我不想看到你，挖起了田鼠，敲了他們的頭。」

現在，我是個沒有音樂細胞的人，唱歌會走音，正對著病人唱歌。誰在乎我的尊嚴；我會盡我所能治好這個病人，即使公開演唱。但我要往哪裡走？她不知道我要往哪裡走，但我知道，所以我將繼續這個想法。現在，她亮出她的手，她和我關係很好，她不再隱藏。我正逐步建立我要去的方向。

傑夫：這是你的第一次警告。你有三次警告，如果你不遵守，我會把你變成呆子。

評論：仙女告訴小兔子呼呼，我不想看你做那些事，你有三次警告。如果你不聽，我會把你變成呆子。

傑夫：第二天，「小兔子呼呼跳過了森林，挖起了田鼠，敲了他們的頭。」好仙女下凡了，而她說：「小兔子呼呼，我不想看到你，挖起了田鼠，敲了他們的頭。」

第二天，同樣的事：「小兔子呼呼跳過了森林，挖起了田鼠，敲了他們的頭。」好仙女出現了，她說：「小兔子呼呼，我已經給你三次警告。」噗，方向錯誤，噗，「你變成呆子。」

而這個故事給我們的教訓是：「今天是兔子，明天是呆子。（Hare today, goon tomorrow.）」

評論：我動作的方向錯誤，我說：「噗」，但它並不是那個嘮叨的方向，所以我接著轉了個方向，我說：「方向錯誤，噗，你變成呆子。而這個故事給我們的教訓是：『今天是兔子，明天是呆子。』」英文的說法是 "hare today, goon tomorrow"，hare就是兔子。但當你用英文聽的時候，它是個文字遊戲，因為英文諺語是 "Here today, gone tomorrow."，「今天還在，明天就不見了。」這是我想要藉由文字遊戲引導的。因此我汙染了這個嘮叨，它不再是「邪惡、蓄意謀殺的」，現在它是「喧嘩又騷動」，現在它是「指揮家」，現在它是「小兔子呼呼」。因此我正在改變她對那個內在部分的聯結，她已經無法再以同樣的方式思考。

傑夫：所以我有個想法要徵召你們，而你們可以幫助我們。你們知道歌詞。而我的想法是，當你注意到她出現了，那百分之十溜出來要維護自己。是吧！而她開始撕裂，而你會有小小的幻覺，好像喧嘩又騷動的想法，或是這首兒歌小兔子呼呼。你可以轉向他們嗎？跟我一起轉過來。他們會像希臘合唱團一樣地幫我們。

卡蘿：好像比那個喧嘩又騷動還大聲。

傑夫：所以你會聽到他們，是吧？

卡蘿：是的。

傑夫：我要你記下來，如此在那個時刻你可以記得。

卡蘿：希臘合唱團，支持性團體。

傑夫：準備好了？好的。一、二、三。

小兔子呼呼跳過了森林，挖起了田鼠，敲了他們的頭。好仙女下凡了，而她說：「小兔子呼呼，我不想看到你，挖起了田鼠，敲了他們的頭。」（掌聲）

評論：現在，她正在做對她的手很負面的事，我正在對她的手做好玩的事。這是艾瑞克森的啟發，如果你有幻肢疼痛（phantom pain），你就可以有幻肢愉悅（phantom pleasure）。所以如果她可以對她的手做不好的事，她就可以對她的手做幼稚和好玩的事。我讓她將手的能量用在不同的方向。

卡蘿：噢，那真有趣。

傑夫：而對我而言，她就好像小兔子呼呼，對吧？

卡蘿：嗯。

傑夫：所以現在，關於保證把你治好：當這個小兔子呼呼演
　　　化成指揮家，而將會有一個你我都不完全確定是什麼
　　　的功能，我想到的是，將這個保證把你治好當作輔助
　　　方法。

　　　我認為你有權利獲得一個嚴峻的治療，因為它已經是
　　　一個嚴重並且慢性的問題，而且你一直為它感到羞
　　　愧。而我認為一個嚴峻的問題應該有個嚴峻的治療。
　　　治療必須和問題一樣嚴峻。

　　　我將要給你一個個真正艱難的治療，同時也是一個可
　　　以給你小小空間的治療。而它將會縮短處罰的時間。

　　　我認為這是你應得的，聽起來很奇怪，但我認為你應
　　　該有權利撕裂你自己。但它是個幼稚的習慣，而你應
　　　該有權利為了撕裂你自己而得到懲罰。

　　評論：「你應該有權利撕裂你自己，但你應該有權利為了違
規而處罰你自己。」這裡的啟發是，擴展選擇，別把選擇拿走，
提供更多的選擇。我不會限制她做那個行為。事實上，我告訴
她，她有權利那麼做，但她也有權利處罰自己。所以別把選擇拿
走，增加選擇。

　　傑夫：我不認為你是提供懲罰的適當人選，所以我會是為你
　　　提供懲罰的人。可以嗎？
　　卡蘿：聽起來不錯，對我而言。
　　傑夫：我認為應該要有個小小的空間，因為我不知道你是否
　　　應該馬上改變。所以小小的空間……

卡蘿：我認為變魔術會很棒。

傑夫：藉由我們剛才在這裡，關於你的心理內在素材所做的，也許你可以辦得到。但我想要有些行為的調整，而我可以提供你小小的空間。你要決定，我們可以就如何使用這個空間討價還價。但你應該有權利在一個星期之內撕三次，而那三次是免費的。現在，如果你想和我討價還價，我最多可以給你五次，再多沒有了。你有權利慎重地撕三次，而你會知道——不是兩次。撕五次還是三次，你認為你有權利撕幾次？

卡蘿：四次怎麼樣？五次太多，而三次又太少。

傑夫：可以，我很慷慨。我和你達成協議，四次聽起來很棒。你有權利撕四次，但到了第五次，你必須得到懲罰，而且你必須馬上得到懲罰。

卡蘿：不是跑十英哩吧！

傑夫：不，不是跑十英哩。更糟，比跑十英哩更糟。

評論：「更糟」，不是跑十英哩，十五英哩。不是跑十五英哩，更糟。什麼會更糟？我知道……

卡蘿：更糟？

傑夫：你隨身帶著包包？

卡蘿：是的。

傑夫：在包包中，我要你放三個信封，這些信封都寫好地址並貼上郵票，而你要隨時帶著這三個寫好地址並貼上郵票的信封。在第一個信封裡，你放入一塊錢。它只是

個象徵的數目。你會知道的，數目多少真的不重要。

在第二個信封裡，你放入五塊錢。再一次，它是個象徵的數目，多少真的不重要。

在第三個信封裡，你放入十塊錢。

而當你第一次違規，你把第一個信封寄出去。第二次違規，你把第二個信封寄出去。第三次違規，你把第三個信封寄出去。所以你有權利……

卡蘿：寄給誰？

傑夫：所以，你有權利違規，但你同樣有權利為了每一次的違規得到懲罰。再一次，這只是一個輔助的方法。

所以你可以違規十次，但接著你必須循環這些信封。你必須把一塊錢的信封放回去，而那將會是第四個。你必須把五塊錢的信封放回去，那將會是第五個。你必須把十塊錢的信封放回去，而那將會是第六個。知道了？你將隨時帶著三個信封。一旦寄出去一個，你必須把一塊錢、五塊錢、或十塊錢的信封放回去。

卡蘿：我知道了。

傑夫：……同時貼上郵票，寫好地址。而且一旦任何違規，就馬上寄出去。不可以有任何的延遲。你馬上得到懲罰，知道了？

現在，你將要稍微搜尋一下，該如何寫上地址。我認為你應該能夠很快地找到怎麼寫。

準備好了？

你要不要抓緊？

卡蘿：嗯。

傑夫：我要你在信封上寫上美國納粹黨的地址。

卡蘿：你瘋了嗎？

評論：「我要你在信封上寫上美國納粹黨的地址」，而她告訴我：「什麼，你瘋了嗎？」而我是完全的父母角色。她是孩子，我是父母；我告訴她該做什麼。絕對地，所有一切都朝那個點發展；我知道我要去哪裡。起初我並不確實知道我要到哪裡；我也沒有信封。我不知道如何佈局，但我知道我將會做些和美國納粹黨有關的事；所以我只是開始移動。

她必須知道我是猶太人，我才能做這個治療，因為如果不是如此，我可能會遇到反向的感覺或是阻抗。她可能會感到我在打壓她。當然，她知道我並不想要她捐錢給美國納粹黨，我不想要她做這個作業。

但再一次地，我汙染了聯結。原本她只能撕她的指甲，而現在每當她準備撕她的指甲時，她會想到美國納粹黨；撕指甲就不是那麼有趣了。我只是汙染了聯結。

我不是真的要她做這個作業。我正在改變聯結網絡；我所做的一切都是使用她給我的。

傑夫：不，不。那正是懲罰。它是個嚴峻的問題，而一個嚴峻的問題值得一個嚴重的治療。

卡蘿：我不能那麼做。

傑夫：噢，是的，你可以。

卡蘿：捐錢給納粹黨？你瘋了！

傑夫：不，你有權利撕到第五次。但如果你撕了第五次，你

要寄一塊錢給美國納粹黨。

卡蘿：讓我們改成十次。

傑夫：就如我說的，你是提供懲罰的錯誤人選。而我提供了保證把你治好的輔助方法，如果你讓小兔子呼呼演化了。而為什麼？因為我有小兔子呼呼的第三個影像。而為什麼這個治療是如此地正確。正常的情況下，我是不會說的，但因為你是個治療師，而我們正在一個治療的情境，我會很清楚地告訴你。我的影像是她不只是喧嘩又騷動，她不只是小兔子呼呼，而她也是一個納粹。你一直把這個小納粹放在你的腦袋裡。

卡蘿：嗯。

評論：現在她逃不掉了。一旦我定義那個想要她死的嘮叨是她腦袋裡的小納粹。她要撕指甲不再是件容易的事。我告訴她我可以將她放在一個不再想要撕指甲的情境。所以，我所做的一切就是將她放在那個情境，她將不想要撕。而她喜愛洞見。所以，我給了她最終的洞見，而突然她被強烈的情緒擊中。她逃不掉了，因此她開始哭泣。

傑夫：所以這個懲罰是完美地正確的。如果你要榮耀你腦袋裡的小納粹，你就必須為了每次的違規付錢給美國納粹黨。

卡蘿：我不懂為什麼。我迷糊了。

傑夫：不，你思考一下。

卡蘿：你敲中了什麼，但我還弄不懂。

傑夫：沒問題。你可以花些時間在上面。

卡蘿：一開始我有點確定，但現在我又不懂了。我的感覺
　　　是，如果我一直有個小納粹在我的腦袋裡，不斷地追
　　　殺我，一直是我生命裡的事實。你如何瞭解到的？

傑夫：你一直都很棒。在一個困難的情境下，你一直開放地
　　　面對真實又私人的議題，而你已經展現出來了。

卡蘿：所以，這就是為什麼我裡面的納粹一直要我死。

傑夫：有的眼淚是很棒的，某些眼淚正好洗去舊的傷痛。
　　　你瞭解這個暫時的作業。而你瞭解它是一個嚴重問題
　　　的嚴峻治療。而它是輔助性的，因為我認為你將會做
　　　更多的成長和發展的工作來演化那個部分。
　　　你知道，我們剩下的時間不多了，但還剩下一點點的
　　　時間。如果我們做一小段的催眠，把我們剛才處理的
　　　一些事情穩固下來，可以嗎？

卡蘿：嗯，我喜歡。

傑夫：……舒服的，而也許你可以，卡蘿，就讓自己安坐在
　　　椅子上……

　　　評論：如果我們再多花三十分鐘，我想要整理接下來濃縮
的對話將會很困難。我所用的引導技巧是讓她專注在解決辦法的
隱喻。

　　　所以，不用手臂漂浮作為專注的裝置，而使用感覺作為專注
的裝置，我用了一個解決的隱喻。所以我要她有一個感覺，而且
演化那個感覺，和小兔子呼呼的演化是平行的。順著台詞，因為
好像現在我正對她讀著詩，而詮釋任何事都是不恰當的。

　　但你將會體會到如何使用引導作為解決的隱喻。因為，我要她不只意識上有演化的想法，催眠的目的是，她在潛意識也有演化的想法……

> ……而你的手就在你的身旁休息，如此你的手肘正——放掉肩膀的壓力。而接著，當你閉上眼睛，你可以在心裡搜尋。如果你可以，卡蘿，在心裡搜尋。我要你發現一個特定的感覺，或許，你可以發現那個特定的感覺，某方面它可以就像你剛才說的泡泡。
>
> 而或許當你在心裡搜尋，搜尋心裡那個特定的感覺，你可以瞭解它開始發展。而那個特殊的感覺可以演化。我給了你一個困難的任務，但是你可以完成，而那個特殊的感覺可能在你的腳底演化，那個特殊的感覺可能演化到你的腿。而你可能瞭解到它正在成長的感覺。一個正在成長的感覺，甚至是你可能在身體經驗到的，那個成長中的感覺。卡蘿，或許你能瞭解到那個感覺可以透過其他的方式發展，那個特殊的感覺。也許，甚至你能夠發現它是個強烈的感覺。

評論：特定的感覺，到成長中的感覺，到強烈的感覺……

> ……那個強烈的感覺可能是你現在開始在你的脖子感受到的。而當它繼續演化，你可以，卡蘿，經驗到成長中的強烈感覺在你的頭部。就好像，你創造的泡泡，你可以創造那個成長中的感覺在你的手臂、你的

手腕……

評論：成長中的強烈感覺在你的手臂、你的手腕、你的手
腕、你的手腕、你的手腕、你的手腕；但，我沒說手指……

……而或許，那個成長中的強烈感覺可以有個韻律，
如同你的潛意識，你的內心，是個領導，是個指揮，
好像你正幫助自己瞭解到那個成長中強烈的感覺，突
顯出來，以方便的方法、就手的方法，而讓你在舌頭
的尖端。

而我不知道你的潛意識可以如何演化，卡蘿，那個成
長中強烈的感覺。但它是我希望你願意探索的，而學
習到你可以如何演化，卡蘿，那個成長中的強烈感
覺，此時此刻，彼時彼刻，再一次，再一次，再一
次，再一次。

當你發現自己，更多的自己專注在那個成長中強烈感
覺的演化。認識到，當我對你說話一段時間，特殊的
當下、愉快、愉快的改變發生了。你呼吸的節奏改變
了。你的眼皮周圍有種非常美好的跳動感覺。你的肌
肉張力改變了。身體的動作改變了。

或許感覺到你正向前邁進一步。或許感覺到你的腳離你
的頭更遠了，或許感覺到左邊的肩膀離右邊的肩膀更
遠了。或許感覺到你的頭變大了一點，但不是太大。

而這一路下來，調整增大了你自己的感覺，卡蘿，舒
服的感覺。而那個演化，卡蘿，那個成長中強烈的，

卡蘿，感覺。而你可能瞭解到，重量的感覺在你的手
掌、你的手臂，會是這麼的有趣。而這一路下來，你
正學習到你自己的能力，幫助你享受這股流動，享受
這股流動在內心深處。那地底下的流動，那些演化成
長中的強烈感覺。

而我要你花些時間真正地記得，用你自己的方法、用
你自己的語言，那成長中強烈的，卡蘿，感覺，演
化，你是可以的。

而接著我要你，卡蘿，開始讓自己舒服地、輕鬆地清
醒，讓自己自在地、完全地清醒過來。讓你自己完全
地回到這裡，現在完全地、全部地回到這裡，卡蘿，
做一個、兩個，或三個舒服的深呼吸。做一個、兩
個，或三個舒服的深呼吸，讓自己完全地清醒過來
了，回到這裡，卡蘿。

卡蘿：好的。

傑夫：愉快？

卡蘿：是的，非常。

傑夫：如果你想要的話，他們會給你一份錄影。那是免費
　　　的，你可以回顧記得。

卡蘿：真棒。

傑夫：你會完成治療？三個信封？

卡蘿：那真是驚心動魄，納粹追殺我到今天。它真是驚心動
　　　魄。而它真的有效。我可以抱你嗎？

評論：那就是了。小兔子呼呼治療。往後一年半的追蹤，

我不時會有她的消息。她的指甲長好了，有了建設性的改變，她不再恐慌焦慮。她寄給我一張她在女兒婚禮的相片。寫信告訴我她過得很好，她女兒對她的正面改變感到很驚喜，她能夠控制自己，不再被焦慮衝垮。

　　一次的治療不可能再重複。它是我做過的治療最好的例子。我在家，那天我就在那裡。我通常不做這麼戲劇性或有趣的治療，正巧我有很好的組合。它是一個演化會議，我組織了那個會議；我是講員之一，我必須做個好的治療，而我做了那個治療，而且有效。我的示範通常不會那麼有看頭，我的治療也不會傾向一次完成得那麼好。

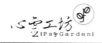

Psychotherapy 037

催眠治療實務手冊
Hypnotherapy: A Practical Manual
作者—蔡東杰

出版者—心靈工坊文化事業股份有限公司

發行人—王浩威　總編輯—徐嘉俊

責任編輯—徐嘉俊　特約編輯—陳民傑　內頁編排—李宜芝

通訊地址—10684台北市大安區信義路四段53巷8號2樓

郵政劃撥—19546215　戶名—心靈工坊文化事業股份有限公司

電話—02）2702-9186　傳真—02）2702-9286

Email—service@psygarden.com.tw

網址—www.psygarden.com.tw

製版・印刷—漾格科技股份有限公司

總經銷—大和書報圖書股份有限公司

電話—02）8990-2588　傳真—02）2990-1658

通訊地址—248新北市五股工業區五工五路二號

初版一刷—2014年5月　初版七刷—2023年7月

ISBN—978-986-357-004-2　定價—280元

國家圖書館出版品預行編目資料

催眠治療實務手冊 / 蔡東杰著. -- 初版. --
　臺北市：心靈工坊文化, 2014.05
　面；　公分

ISBN 978-986-357-004-2（平裝）

1.催眠療法

418.984　　　　　　　　　　　　　　　　103007631

心靈工坊 書香家族 讀友卡

感謝您購買心靈工坊的叢書，爲了加強對您的服務，請您詳填本卡，
直接投入郵筒（免貼郵票）或傳眞，我們會珍視您的意見，
並提供您最新的活動訊息，共同以書會友，追求身心靈的創意與成長。

書系編號－PT037	書名－催眠治療實務手冊

姓名＿＿＿＿＿＿＿＿＿＿　是否已加入書香家族？ □是 □現在加入

電話（公司）＿＿＿＿＿　（住家）＿＿＿＿＿　手機＿＿＿＿＿

E-mail＿＿＿＿＿＿＿　生日　年　　月　　日

地址 □□□＿＿＿＿＿＿＿＿＿＿＿＿＿＿＿＿＿＿＿

服務機構／就讀學校＿＿＿＿＿＿＿　職稱＿＿＿＿＿

您的性別－□1.女 □2.男 □3.其他

婚姻狀況－□1.未婚 □2.已婚 □3.離婚 □4.不婚 □5.同志 □6.喪偶 □7.分居

請問您如何得知這本書？
□1.書店 □2.報章雜誌 □3.廣播電視 □4.親友推介 □5.心靈工坊書訊
□6.廣告DM □7.心靈工坊網站 □8.其他網路媒體 □9.其他

您購買本書的方式？
□1.書店 □2.劃撥郵購 □3.團體訂購 □4.網路訂購 □5.其他

您對本書的意見？
封面設計	□1.須再改進	□2.尚可	□3.滿意 □4.非常滿意
版面編排	□1.須再改進	□2.尚可	□3.滿意 □4.非常滿意
內容	□1.須再改進	□2.尚可	□3.滿意 □4.非常滿意
文筆／翻譯	□1.須再改進	□2.尚可	□3.滿意 □4.非常滿意
價格	□1.須再改進	□2.尚可	□3.滿意 □4.非常滿意

您對我們有何建議？

＿＿＿＿＿＿＿＿＿＿＿＿＿＿＿＿＿＿＿＿＿＿＿＿＿＿＿

□ 本人＿＿＿＿＿＿（請簽名）同意提供真實姓名/E-mail/地址/電話/年齡/等資料，以作為
心靈工坊聯絡/寄貨/加入會員/行銷/會員折扣/等用途，詳細內容請參閱：
http://shop.psygarden.com.tw/member_register.asp。

廣　告　回　信
台 北 郵 局 登 記 證
台北廣字第ⅠⅠ43號
免　貼　郵　票

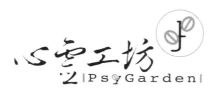

台北市 106 信義路四段53巷8號2樓

讀者服務組　收

免　　　貼　　　郵　　　票

（對折線）

加入心靈工坊書香家族會員
共享知識的盛宴，成長的喜悅

請寄回這張回函卡（免貼郵票），
您就成為心靈工坊的書香家族會員，您將可以——

⊙隨時收到新書出版和活動訊息

⊙獲得各項回饋和優惠方案